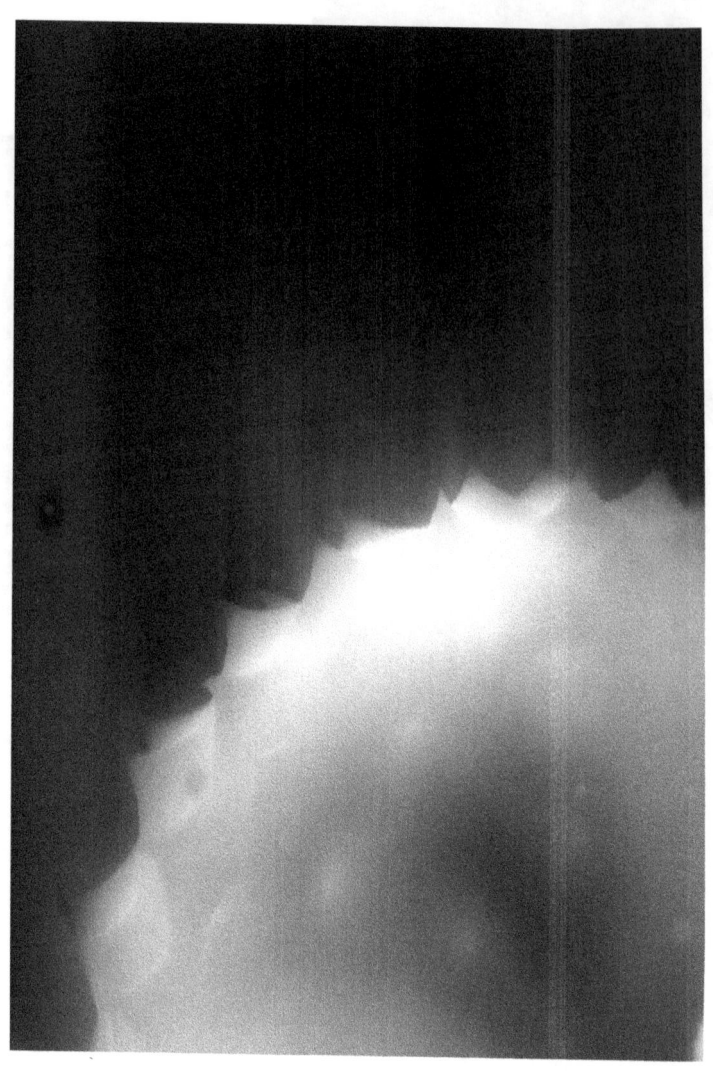

SARS-CoV-2: LA COMPLETA VERITÀ

di Carlo Brogna

The truth about the SARS-COV-2 bacteriophage, the bacteria it interacts with, and the world of toxins.

La verità sul batteriofago SARS-CoV-2, i batteri con cui interagisce e sul mondo delle tossine.

Le immagini che nessuno vi ha mostrato prima.

L'immagine in copertina:

Sem Image. HV 20.00kV, curr 0,33nA, mag 15000, aperture 50 micron. A part of SARS-CoV-2 virus in faecal sample during 7 days of culture. - Craniomed Group. All rights reserved.

Immagine al Sem. HV 20.00kV, curr 0,33nA, mag 15000, apertura 50 micron. Una parte del virus SARS-CoV-2 nel campione fecale durante 7 giorni di coltura. Dr. C. Brogna - Craniomed Group. Tutti i diritti riservati.

Autore: Carlo Brogna

- Direttore e coordinatore scientifico presso la Craniomed Group-Italia.
- Dottore in Medicina e Chirurgia (Università degli Studi di Salerno-Italia).
- Dottore in Odontoiatria e protesi dentaria (Università degli Studi di Chieti- Italia).
- Specializzato in Ortognatodonzia (Università degli Studi di Chieti- Italia).
- Master in Gnatologia e dolore oro-facciale (Università degli Studi di Chieti- Italia).
- Continuing dental education program in oral surgery (NJDS-USA).
- Collaboratore scientifico, in Italia, per azienda leader degli impianti dentali e biomateriali ossei (TBR- Group France).
- Esperienza in chirurgia orale (Università "René Descartes" - Parigi).

"L'immaginazione è più importante della conoscenza. La conoscenza è limitata, l'immaginazione abbraccia il mondo, stimolando il progresso, facendo nascere l'evoluzione."

Albert Einstein - Interview by George Sylvester Viereck

The Saturday Evening Post (26 October 1929).

INDICE

Prima parte

Prefazione — pag.10

Metodo — pag.12

Introduzione — pag. 14

Gli esperimenti — pag. 22

L'analisi — pag.31

La discussione — pag. 34

Seconda parte

Le tossine — pag. 38

Le fasi patogenetiche — pag. 56

Terza parte

Osservazione o scoperta misteriosa?   pag. 63

Considerazioni   pag. 73

Quarta Parte

Glossario in breve   pag. 77

Critica al mondo scientifico   pag. 79

Ringraziamenti   pag. 89

Dati supplementari 1   pag. 92

Dati supplementari 2   pag. 104

PRIMA PARTE

Prefazione

Galileo Galilei, nel mese di gennaio dell'anno 1610, attraverso un telescopio da lui messo a punto, privo di certificato di conformità CE (introdotto solo il 22 luglio del 1993), osservò in prossimità del pianeta Giove quattro corpi celesti simili a stelle.

Un lavoro notturno, al di fuori dell'orario d'insegnamento accademico, non remunerato e senza copertura assicurativa, che durò due mesi interi e che portò alla scoperta degli "astri" Medicei (Io, Europa, Ganimede e Callisto), astri che notte dopo notte cambiavano posizione rispetto a Giove.

Oggi, con i progressi della scienza, sappiamo che quelle che il pisano descrisse come astri sono le "lune Galileiane" e che sono addirittura 79, e non 4.

Galilei, per sua fortuna, non vinse il Premio Nobel e non ottenne neanche il dottorato di ricerca, riuscendo ad evitare così di dedicare gran parte del suo tempo a preparare webinar e riunioni, o a scrivere articoli da inviare a riviste specializzate, con l'ansia di dover passare il vaglio dell'editore e del doppio (se non triplo) referaggio. Galilei scrisse un libro semplice, illustrato a mano e senza bibliografia, per condividere con ognuno di noi quanto di nuovo osservato nel panorama della natura che ci circonda (Galileo Galilei, Sidereus Nuncius -Il Messaggero delle Stelle, 1610).

Eppure, alla fine, sempre di Metodo Galileiano si parla.

Orbene, caro lettore, che tu sia un qualificato ricercatore accademico o un comune mortale, sappi che quanto da me proposto è frutto d'intuizione e di modeste e semplici prove e osservazioni.

Il solo ed unico motivo per cui è stato citato il grande astronomo è quello di voler invitare a migliorare e potenziare il nuovo metodo di approccio allo studio del SARS-CoV-2.

Citazione che, dunque, non vuole essere irriverente e non cela neanche lontanamente la possibilità di un tentativo di paragone.

Carlo Brogna

Metodo

Le immagini presenti in questo volume derivano dalle colture di campioni fecali inoculati con il virus SARS-CoV-2. Il controllo della replicazione virale è stato eseguito con la metodica luminex-tecnology a 7,14 e 30 giorni (NxTAG®CoV Extended Panel, a real-time reverse transcriptase PCR assay detecting three SARS-CoV-2 genes was usedon the MAGPIX®NxTAG-enabled System MAGPIX instrument); Il segnale di acquisizione è stato performato usando il xPONENT and SYNCT software, Luminex Molecular Diagnostic.

La metodica di coltura è stata eseguita secondo il metodo "Brogna-Petrillo" pubblicato nel lavoro scientifico "*Mauro Petrillo and Others, 'Increase of SARS-CoV-2 RNA Load in Faecal Samples Prompts for Rethinking of SARS-CoV-2 Biology and COVID-19 Epidemiology', 2020 https://doi.org/10.5281/zenodo.4088208*".

The quality of the images:

Microscope SEM: samples were observed at 20 kV, using either backscattered electrons (CBS) or secondary electrons (ETD); FIB-Sem, model FEI Versa 3D, used a field emission gun (FEG)

Microscope TEM: the microscope is a FEI tecnai F20 with FEG source. All images for all samples are took at 120kV. For some one the voltage was 200kV. All images are acquired in bright field mode, with obj apertures between 60 and 100. Some are out slightly of focus to help visualize details.

The samples are prepared with osmium tetroxide.

I campioni sono stati preparati con tetrossido di osmio.

Introduzione

Il SARS-CoV-2 e la malattia che esso determina, il COVID-19, rappresentano una nuova sfida per la Comunità Scientifica. Una sfida che ancora non è giunta a una fine e che continua a condizionare la vita quotidiana di ognuno di noi.

Ed ognuno di noi, senza aspettare che la soluzione venga giù come manna dal cielo, ha il dovere di fare qualcosa.

Un qualcosa che per gli addetti ai lavori coincide con lo studio, la ricerca e la sperimentazione, mentre per i più consiste nell'informarsi correttamente e nel sostenere, ove lecito, anche quei punti di vista di cui i mass media non trattano solo perché privi di un qualche prestigioso o potente supporto.

Punti di vista che, una volta dimostratisi plausibili, corretti e risolutivi, -senza già da ora sentenziare che il nostro punto di vista lo sia-, vanno sostenuti e difesi per non permettere che l'evoluzione possa essere condizionata dalle scelte di poche persone, che a volte non hanno neppure a cuore le sorti dell'umanità stessa.

Punti di vista che non ci si può permettere il lusso di lasciar passare inosservati. La storia e la storia della scienza *docent*.

Eppure, le evidenze scientifiche che iniziano a delinearsi cozzano contro muri di gomma nel momento in cui si tenta di proporle all'attenzione di platee influenti da un punto di vista pratico.

Ed è di una evidenza scientifica che vogliamo brevemente, e quanto più semplicemente possibile, parlare.

Quando nel 1951 furono descritti per la prima volta i Coronavirus, questi furono catalogati come microrganismi in grado di infettare le cellule di tipo epiteliale, come quelle di cui si compongono la pelle, le mucose, i polmoni e il fegato, ad esempio.

Fino a pochi mesi fa, si era ancora ancorati a quella prima verità.

Da allora, infatti, nessuno si era mai domandato se i Coronavirus fossero in grado di infettare solo ed esclusivamente le cellule epiteliali. Nessuno ha mai provato, né smentito, se questa famiglia di virus potesse avere anche altri bersagli.

Il punto cruciale del nuovo orizzonte che stiamo per illustrarvi risiede proprio nell'aver condotto uno studio scientifico che dimostra come il SARS-CoV-2 sia in grado di infettare anche cellule diverse da quelle epiteliali.

Possiamo affermare con certezza, potendolo provare con una idonea documentazione fotografica, che il SARS-CoV-2 è **anche** un **batteriofago**, cioè un virus in grado di infettare i batteri. Nella fattispecie, visto quanto evidenziato nelle nostre ricerche, di infettare i batteri, che costituiscono la normale flora intestinale umana (fig. 1-2).

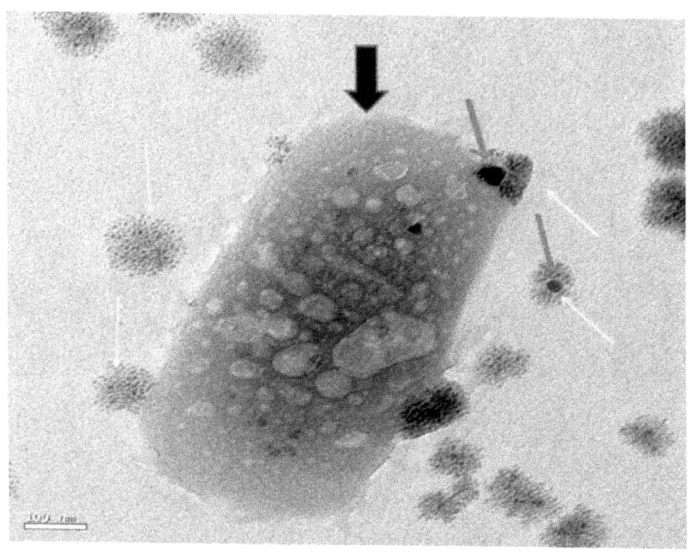

Figure 1: TEM image. An undefined bacterium (big arrow) and SARS-CoV-2 (red arrows) in faecal sample during 7 days of culture. The toxins/proteins are signed by yellow arrows. Dr. C. Brogna- Craniomed Group. All rights reserved.

Figura 1: Immagine al TEM. Un batterio indefinito (freccia grande) e SARS-CoV-2 (frecce rosse) nel campione fecale durante 7 giorni di coltura. Le tossine/proteine sono contrassegnate da frecce gialle. Dr. C. Brogna- Craniomed Group. Tutti i diritti riservati.

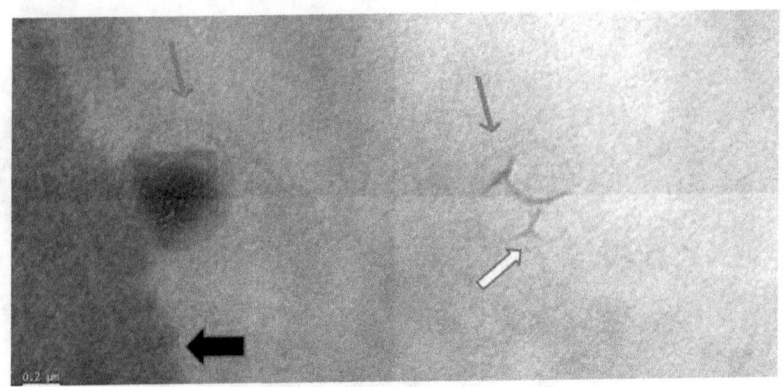

Figure 2: TEM image. Faecal sample during 7 days of culture. SARS-CoV-2 virus and external wall of bacterium. It is visible the virus (red arrow) while interacts with the bacterium (big arrow). There is also a virus (red arrow) without its RNA and with only the mysterious "endoskeleton" inside it (white arrow). Dr. C. Brogna- Craniomed Group. All rights reserved.

Figura 2: Immagine al TEM. Campione fecale durante 7 giorni di coltura. Virus SARS-CoV-2 e parete esterna di un batterio. È visibile il virus (freccia rossa) mentre interagisce con il batterio (freccia grande). C'è anche un virus (freccia rossa) senza il suo RNA e con al suo interno soltanto un misterioso "endoscheletro" (freccia bianca). Dr. C. Brogna- Craniomed Group. Tutti i diritti riservati.

In questa foto sembra che il virus, particella scura sulla sinistra, stia inoculando il suo contenuto genetico con il tipico meccanismo di un batteriofago.

Questo evento scatena una serie di eventi microbiologici e biochimici, con conseguenti risvolti clinici, che sinora nessuno aveva mai preso in considerazione.

Ciononostante, tutti gli sforzi per mettere fine a questa pandemia continuano a concentrarsi esclusivamente su una immagine antica, obsoleta, del responsabile della pandemia stessa.

Ma del resto, che i Coronavirus fossero una famiglia di virus un po' peculiare, si intuiva già:

• dagli studi di fine anni '90 dei dottori Sawicki, dell'Università di Toledo (Ohio, USA), che descrissero un modo anomalo di replicarsi dei Coronavirus, consistente in una lettura e replicazione del filamento di RNA di tali virus secondo un modello di tipo "a salto, verso 3'-5' ";[1]

• dalle osservazioni del Dr. Clarck circa la possibilità dei Coronavirus di contenere l'informazione genetica necessaria per la sintesi di conotossine[2];

• dagli studi effettuati da Fernando Almazán, Silvia Márquez-Jurado, Aitor Nogales, Luis Enjuanes, i quali già nell'anno 2000 riuscivano a replicare il coronavirus della gastroenterite trasmissibile dei suini attraverso un plasmide artificiale nei batteri. Gli stessi autori confermavano lo stesso metodo anche per il Coronavirus MERS (Sindrome da stress respiratorio del Medioriente - 2012/2013), con il fine di poterlo

---

[1] S. G. Sawicki and D. L. Sawicki, 'A New Model for Coronavirus Transcription', *Advances in Experimental Medicine and Biology*, 440 (1998), 215–19 <https://doi.org/10.1007/978-1-4615-5331-1_26>.S. G. Sawicki and D. L. Sawicki, 'A New Model for Coronavirus Transcription', *Advances in Experimental Medicine and Biology*, 440 (1998), 215–19 <https://doi.org/10.1007/978-1-4615-5331-1_26>.
[2] *Biotechnology*, 2nd edition (Academic Cell, 2015).

studiare meglio, veicolando la sequenza genomica di tale Coronavirus in un plasmide batterico artificiale di Escherichia Coli (Cromosoma Batterico Artificiale o BCA), aggiungendo un pizzico di sequenze nucleotidiche promotrici del Citomegalovirus, e una spruzzatina di sequenze di virus dell'epatite D.

Lo studio in laboratorio del Sars-Cov-2 analizza le interazioni del virus con cellule sintetiche ("Vero Cell" e similari) [3] in un ambiente di lavoro decontaminato, nel quale, cioè, per protocollo, si utilizzano antibiotici per eliminare i batteri, che "potrebbero" interferire con le attività del virus. Ed è proprio qui che sta l'errore: nell'eliminazione di "attori" importantissimi nello sviluppo della aggressività del Coronavirus. Ciò equivale a dire che l'essere umano è un essere privo di grandi capacità di sopravvivenza, su questa terra, solo perché se ne studiano i comportamenti portando un individuo su un'isola deserta di 20 metri quadrati, "in compagnia" di una sola palma da cocco. In condizioni simili, sappiamo che pochi sarebbero in grado di sopravvivere e che nessuno sarebbe in grado di costruire neanche una capanna. Ma se lo stesso individuo si inserisse in un contesto diverso, un'isola più grande e con una maggior varietà e quantità di piante fruttifere, questi non solo avrebbe maggiori possibilità di sopravvivere, ma anche di dare vita alle proprie potenzialità intellettive e manuali per costruirsi quanto meno un riparo. Lo

---

[3] Nicole C. Ammerman, Magda Beier-Sexton, and Abdu F. Azad, 'Growth and Maintenance of Vero Cell Lines', *Current Protocols in Microbiology*, APPENDIX (2008), Appendix-4E <https://doi.org/10.1002/9780471729259.mca04es11>.

studio esclusivo del Coronavirus SARS-CoV-2 in una "Vero Cell" di laboratorio, simile alla cellula eucariotica umana ma comunque non identica ad essa, é limitante e limitato, e non permette di contemplare molte altre interazioni biologiche e biochimiche possibili che il virus può instaurare con altri tipi di cellule, come quelle da me osservate tra SARS-Cov-2 e i batteri della flora intestinale umana normale. Dunque, il secondo postulato di Kock (1843-1910), che enuncia che *"deve essere possibile isolare il microrganismo dall'ospite malato e farlo crescere e riprodurre in coltura pura in laboratorio"*, poteva andar bene per una malattia come la tubercolosi.

Ed anche alla luce di queste evidenze questo postulato andrebbe integrato come segue:

"Ogni patogeno deve essere osservato tanto in coltura e in ambiente misto, insieme ad altri microrganismi, al fine di analizzarne le sue interazioni con le altre specie, quanto come patogeno isolato in coltura pura".

Gli esperimenti.

Incuriositi, dal fatto che uno dei sintomi più frequenti del COVID-19, ossia la riduzione del senso dell'olfatto (iposmia), si presentasse soltanto in 1/3 dei sintomatici, cominciavamo a indagare sulle possibili cause di questa manifestazione clinica eterogeneamente distribuita tra la popolazione infetta e sintomatica.

Le possibili cause della riduzione dell'olfatto prese in considerazione erano due.

- La prima: il SARS-CoV-2 infetta le cellule nervose del bulbo olfattivo, provocandone alterazioni infiammatorie che ne minano il corretto funzionamento, ossia impediscono la "captazione" degli odori.

- La seconda: la captazione degli odori avviene normalmente, ma la trasmissione dell'informazione, dovuta ad un neurotrasmettitore noto come **acetilcolina**, si blocca lungo il tragitto, senza mai raggiungere la corteccia cerebrale temporale, dove si realizza a livello cosciente l'esperienza "odore".

Indagando più a fondo sulla seconda possibilità, bisognava stabilire che cosa bloccava la funzionalità dell'acetilcolina.

A tal fine si procedeva all'analisi del genoma a RNA del SARS-CoV-2, messo a disposizione dai colleghi cinesi, evidenziando che il virus, una volta infettata una cellula, è in grado di programmare la sintesi di alcune proteine che presentano similitudini con delle tossine prodotte da alcune specie animali velenose.[4]

In altre parole, si capiva che il virus possiede la ricetta per produrre queste sostanze tossiche, pur non avendo ancora accertato se fosse in grado di procurarsi tutti gli ingredienti e tutti gli utensili per "finire il prodotto".

Si andavano, quindi, a cercare nel plasma e nell'urina dei pazienti COVID-19 queste proteine di cui il virus possiede la ricetta.

Ebbene, nel plasma e nella urina di ciascuno dei pazienti consenzienti, grazie alla spettrometria di massa, si isolavano oltre 80 proteine dagli svariati effetti biologici, proteine che, invece, si rivelavano assenti in plasma e urina di pazienti sani. Quindi, il virus era capace di elaborare la ricetta (fig.3-5).[5]

---

[4] Carlo Brogna, 'The COVID-19 Virus Double Pathogenic Mechanism. A New Perspective', 2020 <https://doi.org/10.20944/preprints202004.0165.v2>.
[5] Carlo Brogna and others, 'Detection of Toxin-like Peptides in Plasma and Urine Samples from COVID-19 Patients', 2020 <https://doi.org/10.5281/zenodo.4139341>.

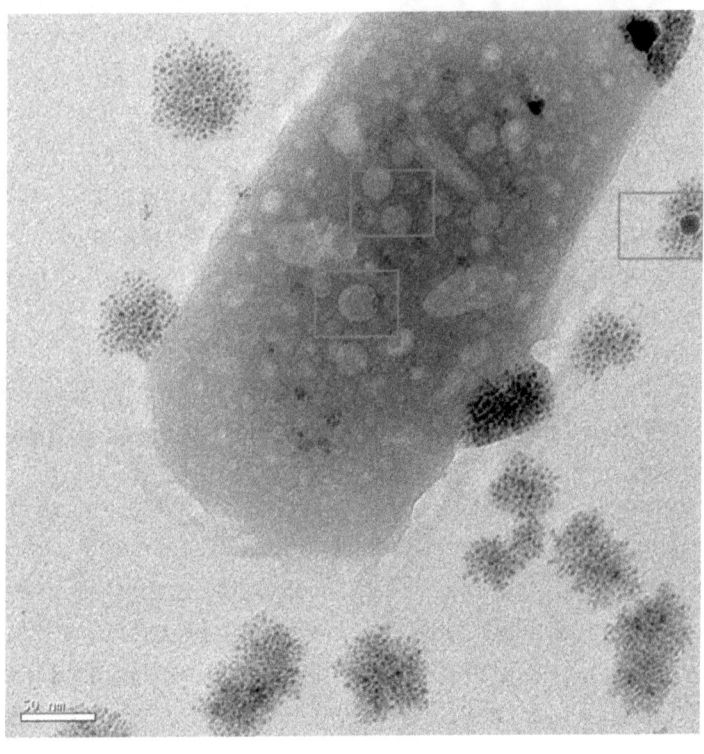

Figure 3: TEM image. Faecal sample during 7 days of culture. In rectangular zone, SARS-CoV-2 virus. Dr. C. Brogna- Craniomed Group. All rights reserved.

Figura 3: Immagine al TEM. Campione fecale durante 7 giorni di coltura. Nel riquadro rettangolare, virus SARS-CoV-2. Dr. C. Brogna- Craniomed Group. Tutti i diritti riservati.

Tra le proteine ottenute dall'interazione batteri-virus, si riscontravano **diverse forme di conotossine** (potenti neurotossine già note per essere l'arma chimica usata dalle lumache coniche per catturare le proprie prede), e di queste alcune erano in grado di occupare e bloccare i siti recettoriali nervosi cui si lega l'acetilcolina per trasmettere fino al cervello l'informazione olfattiva.

Era chiaro, finalmente, il meccanismo a mezzo del quale si manifesta l'iposmia nei sintomatici. Restava, però, da scoprire il motivo per cui non tutti i pazienti COVID-19 presentassero questo sintomo.

La risposta stava proprio nelle diverse varianti di conotossine riscontrate, molecole molto simili tra loro, ma che differivano per piccoli dettagli strutturali.

L'osservazione delle varie forme di conotossine riscontrate, alcune di esse diverse solo per piccole sequenze amminoacidiche, ossia per minimi dettagli, suggeriva l'idea che l'esistenza di ognuna di esse fosse il risultato di "errori di montaggio", che culminava nella produzione di molecole con piccoli difetti di fabbrica rispetto al "progetto" iniziale, ossia rispetto alla ricetta contenuta nell'RNA del SARS-CoV-2.

Dato che questi difetti di fabbrica sono tipici della sintesi proteica dei batteri, molto più tumultuosa, rapida e approssimativa rispetto a quella delle cellule eucariotiche (cellule epiteliali umane, ad esempio), si decideva di indagare se le dette tossine fossero prodotte da cellule batteriche e non epiteliali

Balenava, perciò, l'idea che il SARS-CoV-2 utilizzasse le cellule batteriche della flora intestinale per la produzione delle tossine riscontrate nel plasma e nella urina dei pazienti COVID-19. Per validare tale ipotesi, bisognava dimostrare che il virus fosse capace di infettare anche cellule procariotiche come i batteri. Domanda quest'ultima che sinora nessuno si era posto, dandosi per scontato dal 1951 che i coronavirus infettassero solo le cellule epiteliali.

Allo scopo, si inoculavano le feci di pazienti sani con il SARS-CoV-2, ottenendo la conferma della replicazione del virus all'interno delle feci. Questo stava a significare che il virus trovava terreno fertile per riprodursi nelle feci e, più precisamente, nei batteri presenti nelle feci di pazienti sani, come testimoniano anche le immagini fotografiche.[6]

In termini medici, dunque, il SARS-CoV-2 era classificabile **anche** come **batteriofago** (fig. 3,4-6), ossia virus capace di infettare e replicarsi all'interno dei batteri e stimolarne la sintesi di proteine. Processo questo che, per la frenetica attività metabolica delle cellule batteriche, non sempre si completa in modo perfetto e fedele al progetto iniziale. Infatti, alcune delle proteine di cui il virus ordina la produzione ai batteri intestinali

---

[6] Mauro Petrillo and others, 'Increase of SARS-CoV-2 RNA Load in Faecal Samples Prompts for Rethinking of SARS-CoV-2 Biology and COVID-19 Epidemiology', 2020 <https://doi.org/10.5281/zenodo.4088208>.

risultavano mal riuscite e mal funzionanti, e, nel caso delle conotossine, non in grado di bloccare l'acetilcolina.

Pertanto, solo nei pazienti i cui batteri intestinali hanno prodotto dosi tanto rilevanti di conotossine "normo-formate e normo-funzionanti" da occupare i recettori dell'acetilcolina, la trasmissione nervosa lungo le vie olfattive si blocca e si determina l'iposmia.

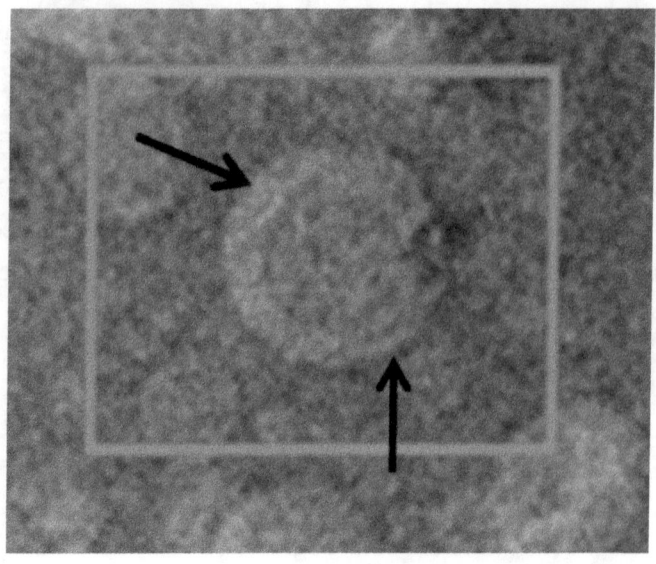

Figure 4 (3): TEM image. Faecal sample during 7 days of culture. In rectangular zone, SARS-CoV-2 virus inside the bacterium. It is visible the "corona" of the virus (black Arrow). Dr. C. Brogna- Craniomed Group. All rights reserved.

Figura 4(3): Immagine al TEM. Campione fecale durante 7 giorni di coltura. Nella zona rettangolare, il virus SARS-CoV-2 all'interno di un batterio. È visibile la "corona" del virus (Freccia nera). Dr. C. Brogna- Craniomed Group. Tutti i diritti riservati.

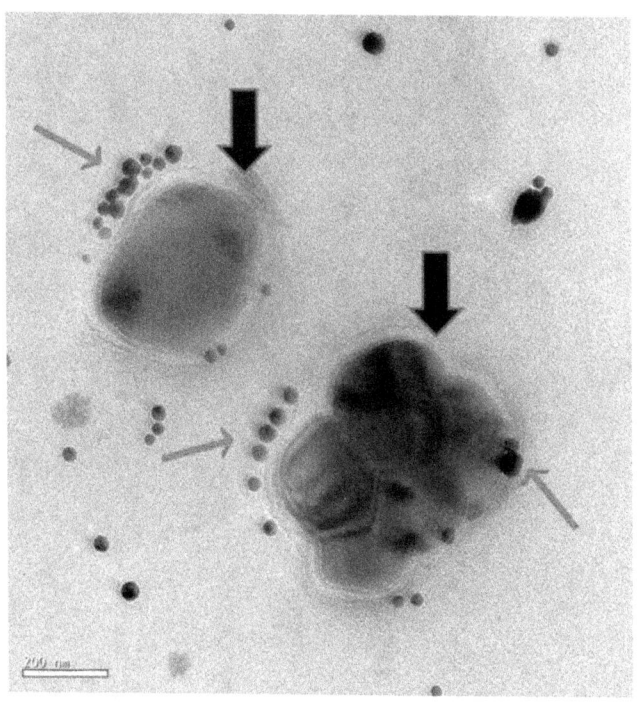

Figure 5: TEM image. Faecal sample during 7 days of culture. SARS-CoV-2 virus and bacteria (mycoplasma?). There are visible the viruses (red arrow) interacting with the bacteria (big arrow). Dr. C. Brogna- Craniomed Group. All rights reserved.

Figura 5: Immagine al TEM. Campione fecale durante 7 giorni di coltura. Virus SARS-CoV-2 e batteri (micoplasma?). Sono visibili i virus (freccia rossa) mentre interagiscono con i batteri (freccia grande). Dr. C. Brogna- Craniomed Group. Tutti i diritti riservati.

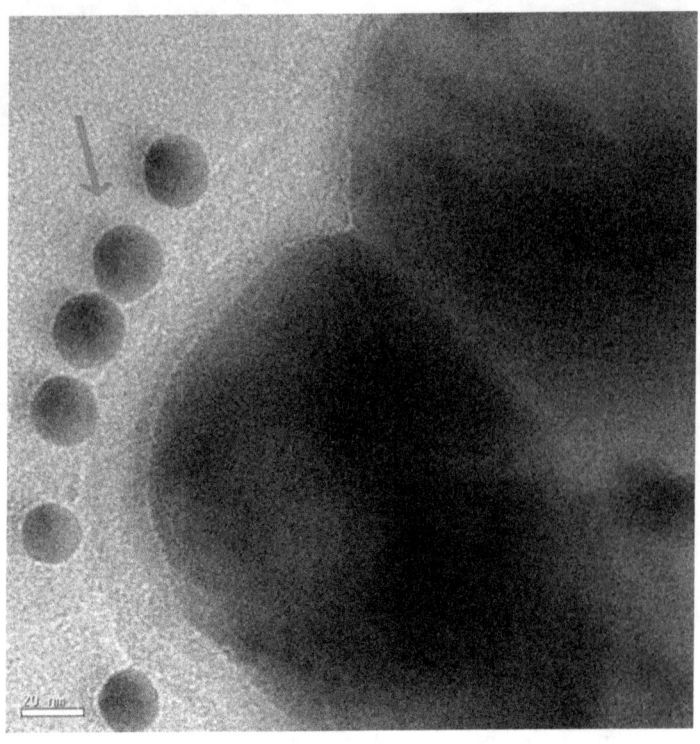

Figure 6: TEM image. Faecal sample during 7 days of culture. SARS-CoV-2 virus and bacterium. Enlarged detail of the figure 5. Dr. C. Brogna- Craniomed Group. All rights reserved.

Figura 6: Immagine al TEM. Campione fecale durante 7 giorni di coltura. Virus SARS-CoV-2 e un batterio. Dettaglio ingrandito della figura 5. Dr. C. Brogna- Craniomed Group. Tutti i diritti riservati.

L'analisi.

Esiste una concreta possibilità che la sintomatologia del COVID-19 sia da attribuire a una "sorta di avvelenamento".

Parole forti, probabilmente, ma giustificate dalla circostanza che nei campioni di plasma e urina di tutti i pazienti sintomatici presi in esame sono state ritrovate proteine simili a quelle presenti in alcuni veleni tipici di alcune specie animali (assenti nei campioni prelevati da pazienti sani).

Una volta infettati dal SARS-COV-2, dunque, i normali batteri del tratto intestinale umano cominciano a sintetizzare proteine con attività simile-tossinica, in primis:

- **conotossine**, potentissime neurotossine prodotte dalle lumache coniche delle aree tropicali e subtropicali, che sono in grado di potenziare l'attività tanto del sistema nervoso parasimpatico quanto dei farmaci che di per sé ne incrementano il tono (per es. farmaci antipertensivi);

- **fosfolipasi A2**, proteina che scatena una cascata di eventi biochimici che culmina in una aumentata coagulazione del sangue (Trombossano A2) ed in una forte costrizione bronchiale (Leucotrieni), effetti potenziati dai comuni farmaci antinfiammatori (acido acetilsalicilico, ibuprofene etc.).

- **La proteina attivante la protrombina,** proteina che stimola gli eventi dell'ultima fase della cascata della coagulazione e che induce un aumento della coagulazione, determinando le micro-embolie presenti nei malati COVID-19, come provano i dati clinici raccolti da molti esperti del settore.

- **Molte altre proteine, simili alle** fosfodiesterasi, alle zinco-metallo proteinasi, alle serin-proteasi, alle bradichinine, ecc. (per maggiori informazioni vedi il lavoro di C. Brogna and Others, 'Detection of Toxin-like Peptides in Plasma and Urine Samples from COVID-19 Patients', 2020 <https://doi.org/10.5281/zenodo.4139341).

Conoscendo esattamente il meccanismo con il quale il virus riesce ad infettare i batteri della flora intestinale e ad arruolarli per la produzione di queste simil-tossine, e disponendo del sistema con il quale decifrare esattamente la struttura di queste ultime, si possono trattare direttamente i sintomi della malattia. E ciò è tanto importante quanto avere un vaccino efficace, anche perché, probabilmente, è di più semplice ed economica realizzazione.

La scoperta di un ruolo dei batteri intestinali nella replicazione virale, inoltre, cambia non solo l'approccio terapeutico ma anche epidemiologico alla malattia, dal momento che si registra la presenza del SARS-COV-2, attivo ed ancora in grado di infettare e replicarsi, nelle feci dei pazienti.

Questo vuol dire che la contagiosità di un paziente dichiarato sano attraverso la negatività ad un tampone naso-faringeo, in realtà, è ancora in atto e può avvenire per via oro-fecale, ovvero per contatto diretto con superfici infette.

Non necessariamente, cioè, la negatività al tampone oro-nasale è un indice di non contagiosità, considerato che il virus può avere una sua riserva occulta intestinale.

Per giunta tali ritrovamenti lasciano presupporre che i batteri ingegnerizzeranno il virus, inducendo molte **mutazioni, meglio definite "Editing"** (modello CRISP)[7] sicuramente per non farsi trovare sprovvistoi a un successivo attacco, ma generando un caos per la specie ospitante: l'uomo. Tali conseguenze lasciano spazio ad ogni tipo di scenario.

---

[7] Rodolphe Barrangou and others, 'CRISPR Provides Acquired Resistance against Viruses in Prokaryotes', *Science (New York, N.Y.)*, 315.5819 (2007), 1709–12 <https://doi.org/10.1126/science.1138140>.

La discussione.

Avere a disposizione un vaccino efficace contro il COVID-19 è o potrebbe rappresentare una grande conquista. Infatti, uno scudo protettivo che faccia sì che la minaccia ci rimbalzi addosso, senza aver ancora capito in cosa questa minaccia consista e con quali meccanismi riesca a metterci in così seria difficoltà, non rappresenta assolutamente la fine della guerra. Ciò in quanto anche gli scudi possono presentare "difetti di fabbrica".

È per questa ragione che le scoperte illustrate sinora e i risvolti terapeutici che le accompagnano non possono che avere un'importanza quanto meno paragonabile a quella della messa a punto di un vaccino performante.

Specialmente nel caso in cui lo scudo non dovesse funzionare, è molto più tranquillizzante poter disporre di un **piano B**.

Quello che possiamo sommariamente sottolineare, alla luce degli esperimenti condotti, è che:

- la malattia va curata prima di tutto come una **sindrome da avvelenamento,** e quindi neutralizzando le tossine, causa della sintomatologia del COVID-19 con degli **antidoti**. A tal fine sarà necessaria la collaborazione di laboratori iperspecializzati per la decodificazione esatta della struttura di queste proteine tossiche e, di conseguenza, per la sintesi di antidoti su misura che "ammanettino" e disattivino dette tossine.

- In associazione agli antidoti, che inattivano le tossine già prodotte e circolanti, bisognerà puntare a bloccare la nuova produzione di tossine. Bisognerà, cioè, "congelare" temporaneamente, e con criterio, con farmaci **antibiotici** batteriostatici o battericidi, tutti quei batteri della flora intestinale che, interessati dal SARS-COV-2, sintetizzano queste proteine. A tal fine, somministrati in maniera precoce, gli antibiotici azitromicina, vancomicina e metronidazolo si sono dimostrati in grado (in vitro) di spegnere tanto la replicazione virale quanto la sintesi di tossine. L'amoxicillina, invece, pur bloccando la replicazione virale, non arresta del tutto la sintesi di tossine. Alla terapia antibiotica va associata, poi, una **terapia probiotica coadiuvante**.

- Gli effetti clinici positivi dell'antibioticoterapia (di norma non indicata per il trattamento di un'infezione di origine virale) conferma ulteriormente il ruolo centrale dei batteri della flora intestinale nella genesi delle manifestazioni cliniche del COVID-19. Allo stesso modo, l'utilità del **desametasone,** riscontrata empiricamente nel contenere la sintomatologia del COVID-19, trova spiegazione nel fatto di essere in grado di inibire le Fosfolipasi A2, una delle proteine toxin-like riscontrate in pazienti infetti e notoriamente in grado di attivare una cascata di eventi biochimici alla base del quadro clinico del COVID-19.

- Soprattutto nei pazienti COVID-19 positivi sintomatici e con stato di salute generale già compromesso (pazienti con patologie cardiocircolatorie concomitanti, ad esempio), bisogna evitare la somministrazione di farmaci che potrebbero far precipitare la condizione patologica di base (la patologia cardiocircolatoria, per seguire con l'esempio sopracitato). La somministrazione, ad esempio, di inibitori della Ciclossigenasi-1 (COX-1), ossia di acido acetilsalicilico, ibuprofene, etc., è da evitare perché potenzia la produzione di:

-Trombossano A2, i cui effetti noti di vasocostrizione ed aggregazione piastrinica peggiorano drammaticamente il quadro clinico dei pazienti COVID+ sintomatici e con disordini cardiovascolari già in atto, favorendo quadri trombotici ed ischemici.

-Leucotrieni, tramite l'iperattivazione delle Lipossigenasi, i cui effetti principali sono quelli di potenziare la costrizione del territorio bronchiale, che nei pazienti con concomitanti patologie dell'albero respiratorio potrebbero rivelarsi senza dubbio fatali.

SECONDA PARTE

Le tossine.

Come innanzi affermato, esiste una concreta possibilità che la sintomatologia del COVID-19 sia da attribuire a una "**sorta di avvelenamento**". In campioni di plasma e urina di tutti i pazienti sintomatici presi in esame sono state ritrovate proteine toxin-like, simili a quelle presenti in alcuni veleni tipici di alcune specie animali, e sintetizzate dalla flora batterica intestinale umana normale infettata dal batteriofago SARS-COV-2.

Tra le molte proteine toxin-like reperite (fig. 7-12), quelle di maggior interesse sono:

- le conotossine
- le fosfolipasi A2
- la proteina attivante la protrombina,
- le molte altre proteine, simili alle fosfodiesterasi, alle zinco-metallo proteinasi, alle serin-proteasi, alle bradichinine, ecc. (vedi maggiori informazioni sul lavoro di C. Brogna and others, 'Detection of Toxin-like Peptides in Plasma and Urine Samples from COVID-19 Patients', 2020 <https://doi.org/10.5281/zenodo.4139341).[8]

---

[8] Brogna and others. 'Detection of Toxin-like Peptides in Plasma and Urine Samples from COVID-19 Patients', 2020 <https://doi.org/10.5281/zenodo.4139341>.

LE CONOTOSSINE

Le conotossine sono potentissime neurotossine prodotte dalle lumache coniche delle aree tropicali e subtropicali, in grado di potenziare l'attività del sistema nervoso parasimpatico a seguito del loro legame con le colinesterasi. I diversi complessi conotossina-colinesterasi che si vengono a formare possono avere svariate attività biologiche, ma a questo punto, prescindendo un attimo da tutto ciò, è opportuno affermare che nella patogenesi delle manifestazioni cliniche da COVID-19, la disfunzione del sistema colinergico svolga un ruolo chiave.

L'acetilcolina (aCh) è uno dei neurotrasmettitori meglio caratterizzati. Il suo ruolo centrale nelle aree colinergiche e nelle sinapsi del sistema nervoso centrale (SNC) e del periferico (SNP) è ben noto. L'aCh è stata la prima molecola identificata come neurotrasmettitore e sembra anche essere filogeneticamente una delle molecole di segnalazione più antica. Infatti, è stata rilevata in batteri, protozoi, funghi, alghe e piante primitive, a riprova che il sistema colinergico era ampiamente distribuito negli organismi viventi prima della sua comparsa nel sistema nervoso. Il sistema nervoso autonomo (SNA), parte integrante della storia del regno animale, determina le reazioni di lotta-fuga, oltre a delineare i ritmi di bio-organizzazione delle funzioni vitali e cognitive. Aver, dunque, osservato l'iposmia o la disgeusia in malati COVID-19, è stata una fortuna nella sfortuna. Ha permesso di capire-intuire che qualcosa non funziona nel nostro sistema nervoso autonomo e che il sistema colinergico fosse coinvolto. D'altronde simili osservazioni giungono anche da altri ricercatori. [9,10]

---

[9] 'The Role of Nicotine in COVID-19 Infection', *The Centre for Evidence-Based Medicine* <https://www.cebm.net/covid-19/nicotine-replacement-therapy/> [accessed 27 December 2020].
[10] 'COVID-19 and Smoking: Is Nicotine the Hidden Link? | European Respiratory Society' <https://erj.ersjournals.com/content/55/6/2001116> [accessed 27 December 2020].

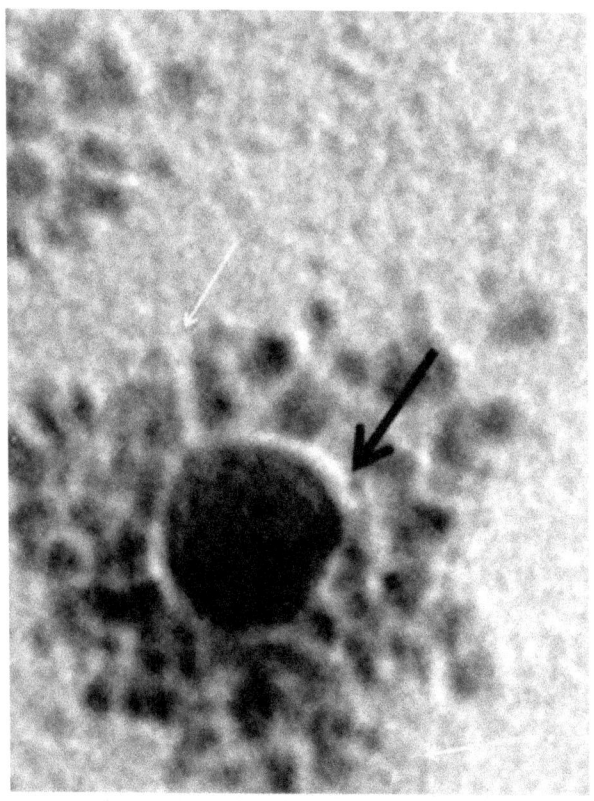

Figure 7: TEM image. Faecal sample during 7 days of culture. SARS-CoV-2 virus. It is visible its corona (black arrow) and the proteins/toxins (yellow arrow around it). Dr. C. Brogna- Craniomed Group. All rights reserved.

Figura 7: Immagine al TEM. Campione fecale durante 7 giorni di coltura. Virus SARS-CoV-2. È visibile la sua corona (freccia nera) e le proteine / tossine (freccia gialla attorno ad essa). Dr. C. Brogna- Craniomed Group. Tutti i diritti riservati.

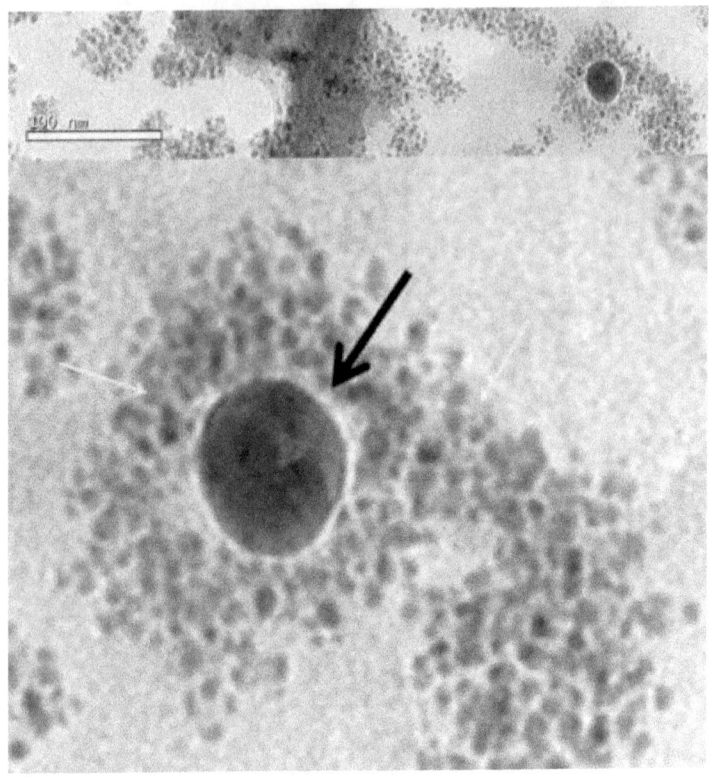

Figure 8: TEM image. Faecal sample during 7 days of culture. Enlarge photo of SARS-CoV-2. It is visible its corona (black arrow) and the proteins/toxins (yellow arrow) around it. Dr. C. Brogna- Craniomed Group. All rights reserved.

Figura 8: Immagine al TEM. Campione fecale durante 7 giorni di coltura. Foto ingrandita del SARS-CoV-2. È visibile la sua corona (freccia nera) e le proteine / tossine (freccia gialla) attorno ad esso. Dr. C. Brogna- Craniomed Group. Tutti i diritti riservati.

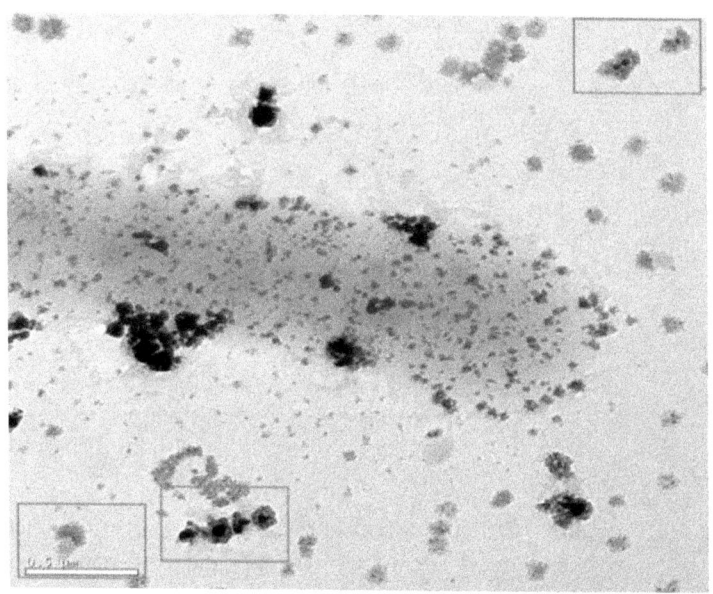

Figure 9: TEM image. Faecal sample after 7 days of culture. In rectangular zone, SARS-CoV-2 virus. Dr. C. Brogna- Craniomed Group. All rights reserved.

Figura 9: Immagine al TEM. Campione fecale dopo 7 giorni di coltura. Nell'area rettangolare, il virus SARS-CoV-2. Dr. C. Brogna - Craniomed Group. Tutti i diritti riservati.

.

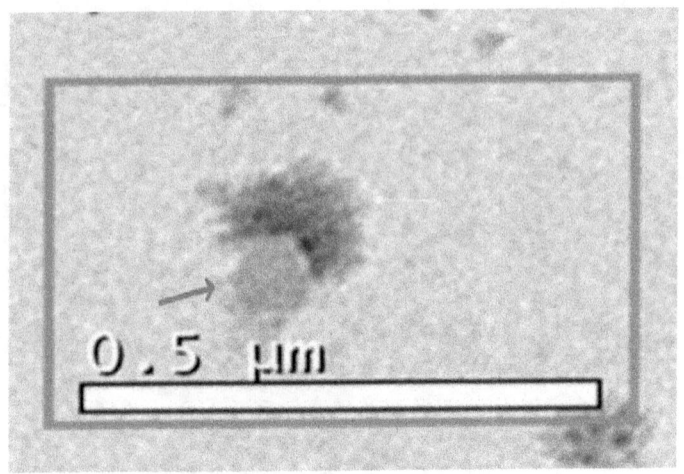

Figure 10: TEM image. SARS-CoV-2 (red arrow) and toxins (yellow arrow) in culture of bacteria and virus obtained by faecal sample. Dr. C. Brogna – Craniomed Group. All rights reserved.

Figura 10: Immagine al TEM. SARS-CoV-2 (freccia rossa) e tossine (freccia gialla) in colture di batteri e virus ottenuti da campione fecale. Dr. C. Brogna - Craniomed Group. Tutti i diritti riservati.

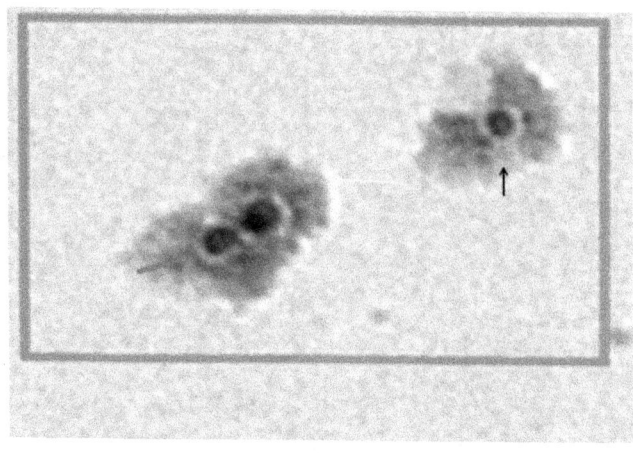

Figure 11: TEM image. SARS-CoV-2 (red arrow) and toxins (yellow arrow) in culture of bacteria and virus obtained by faecal sample. The typical "corona" is around the virus (black arrow)..
Dr. C. Brogna - Craniomed Group. All rights reserved.

Figura 11: Immagine al TEM. SARS-CoV-2 (freccia rossa) e tossine (freccia gialla) in colture di batteri e virus ottenuti da campione fecale. La tipica "corona" è intorno alle particelle del virus (freccia nera). Dr. C. Brogna - Craniomed Group. Tutti i diritti riservati.

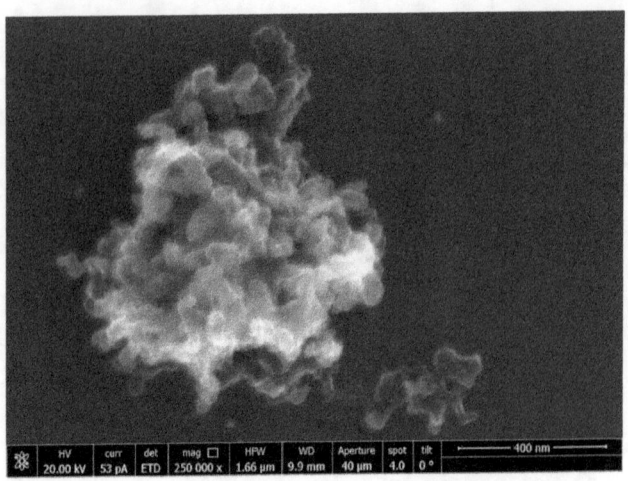

Figure 12: SEM image. Ultra-structural form of a protein/toxin in the faecal sample with SARS-CoV-2 presence Dr. C. Brogna - Craniomed Group. All rights reserved.

Figura 12: Immagine al SEM. Forma ultrastrutturale di una proteina/tossina nel campione fecale con presenza di SARS-CoV-2. Dr. C. Brogna - Craniomed Group. Tutti i diritti riservati.

LE COLINESTERASI

Le colinesterasi sono il bersaglio delle tossine presenti in molti veleni animali.

Tra queste possiamo annoverare, le acetil-colinesterasi e, in particolare, le **butirril-colinesterasi (pseudo colinesterasi)** che sono bersaglio delle tossine prodotte dai serpenti Naja Atra e Bungarus multicintus e fasciatus e dalle cone-snail (lumache di mare), risultando funzionalmente inibite. Il titolo ematico delle colinesterasi, già indicatore della funzionalità epatica, può quindi rivelare o confermare un possibile avvelenamento. La durata della sintomatologia è determinata in gran parte da caratteristiche del complesso tossico, quali: la liposolubilità; la necessità o meno di attivazione metabolica; la stabilità del complesso tossina-aChE; l'"invecchiamento" dell'enzima fosforilato.[11]

La patogenesi degli effetti tossici mediato dalle conotossine o meglio di tutte le molecole che clivano le aceti colinesterasi si correla in parte all'aumento eccessivo dell'acetilcolina (aCh), non catabolizzato da certi complessi tossina-acetil-colinesterasi e in parte al blocco dei recettori nicotinici da parte del

---

[11] Brogna. Brogna, C. The COVID-19 Virus Double Pathogenic Mechanism. A New Perspective. Preprints 2020, 2020040165 (doi: 10.20944/preprints202004.0165.v2). Here you can find all the referencees.

complesso tossina-acetil-colinesterasi (azione antagonista nicotinica).

<Nel primo caso, le manifestazioni tossiche sono la conseguenza dell'aumento dell'azione dell'acetilcolina (aCh) sui recettori muscarinici di tipo M2 ed M3.[12]*L'occupazione dei recettori M2 da parte degli elevati titoli aCh determina: vasodilatazione generalizzata e conseguente rapida caduta della pressione arteriosa; effetto bradicardico (rallentamento dell'attività cardiaca e riduzione della gittata cardiaca), seguito da compenso aritmico e tachicardico. Va, però, aggiunto che a queste manifestazioni possono sommarsi alterazioni del ritmo correlate: all'ipossiemia - antagonizzate dalla ventilazione polmonare assistita; all'azione diretta sui centri vasomotori e su altri centri cardiovascolari del midollo allungato, che aggrava porta l'ipotensione e le conseguenti fibrillazioni e tachicardie riflesse. L'occupazione dei recettori muscarinici M3 da parte degli elevati titoli di aCh determina: ipersecrezione delle mucose bronchiali con vasocostrizione; aumento della motilità gastrointestinale. Alcune tossine presentano anche proprietà simili agli agonisti del recettore nicotinico: nella fattispecie, a livello delle giunzioni neuromuscolari, l'azione agonista nicotinica si manifesta con: faticabilità muscolare e debolezza generale; contrazioni involontarie e fascicolazioni. In particolare, l'astenia, fino alla*

---

[12] 'Goodman & Gilman's: The Pharmacological Basis of Therapeutics, 13e | AccessMedicine | McGraw-Hill Medical' <https://accessmedicine.mhmedical.com/book.aspx?bookID=2189> [accessed 27 December 2020].

paralisi, del diaframma e dei muscoli intercostali, sommata agli effetti muscarinici e nicotinici a carico del SNC (laringospasmo, broncocostrizione, ipersecrezione bronchiale, che contribuiscono tutti alla compromissione respiratoria), determinano manifestazioni cliniche che vanno dal senso di costrizione al petto alla dispnea, fino all'apnea prolungata ed alla depressione respiratoria. Altri effetti sul SNC sono lo stato confusionale, l'atassia, la confusione verbale, la perdita dei riflessi, il respiro Cheyne-Stokes, le convulsioni, fino al coma e paralisi respiratoria. I sintomi oculari, che possono anche essere correlati all'esposizione locale all'aerosol tossico, sono la miosi, il dolore oculare, la congestione congiuntivale, la riduzione della vista, lo spasmo ciliare ed il dolore alle sopracciglia. A seguito dell'assorbimento sistemico acuto, però, la miosi non si evidenzia a causa di una potente scarica simpatica in risposta all'ipotensione. In caso di elevati dosaggi di tossine, il quadro clinico può presentarsi in maniera violenta, con estrema salivazione, emissione involontaria di feci e urine, sudorazione, lacrimazione, bradicardia, ipotensione, aritmie e collasso cardiocircolatorio. Infine, tra i sintomi aspecifici, che includono nausea, vomito, crampi addominali e diarrea, vanno sottolineati l'anosmia e la disgeusia>.[13]

La disfunzione olfattiva, in particolar modo, è un segno 'preclinico' precoce della malattia di Parkinson (spesso la

---

[13] 'Goodman & Gilman's: The Pharmacological Basis of Therapeutics, 13e | AccessMedicine | McGraw-Hill Medical'.

precede di anni) e rimane l'unico sintomo prima della diagnosi di malattia conclamata, che però si raggiunge quando ormai oltre l'80% dei neuroni GABAergici sono persi.[14] Va ricordato che queste vie neuronali non passano per i nuclei talamici ma afferiscono direttamente al complesso ippocampo/amigdala. In tutti i disturbi associati a un deficit colinergico presinaptico corticale riflesso da un'estesa perdita di colin-acetil-transferasi (malattia di Alzheimer, morbo di Parkinson e sindrome di Down) c'è una sostanziale riduzione del recettore nicotinico legante la nicotina. Al contrario, le riduzioni di entrambi i sottotipi di muscarinici (M1 e M2) sono di misura moderata nella malattia di Alzheimer, e significativamente aumentati (apparentemente non in relazione al trattamento farmacologico anticolinergico) nel morbo di Parkinson e nei casi con demenza, ma non in quelli senza.[15]

---

[14] Michelle E. Fullard, James F. Morley, and John E. Duda, 'Olfactory Dysfunction as an Early Biomarker in Parkinson's Disease', *Neuroscience Bulletin*, 33.5 (2017), 515–25 <https://doi.org/10.1007/s12264-017-0170-x>.

[15] E.K. Perry and others, 'Cholinergic Receptors in Cognitive Disorders', *Canadian Journal of Neurological Sciences / Journal Canadien Des Sciences Neurologiques*, 13.S4 (1986), 521–27 <https://doi.org/10.1017/S0317167100037240>.

LE FOSFOLIPASI

Le **fosfolipasi A2** (PLA2) sono tra le proteine più abbondanti nel veleno di serpente. Hanno un'attività farmacologica tossica ad ampio spettro oltre ad essere idrolasi.[16]John B. Harris et al. descrivono come principali tipi di PLA2: le PLA2 secretorie (sPLA2); le PLA2 citosoliche (cPLA2); le PLA2 indipendenti dal calcio (iPLA2); il fattore di attivazione delle piastrine (PAF); acetilidrolasi / lipoproteina lipidica ossidata PLA2 (LpPLA2); la PLA2 adiposa (AdPLA2s); la PLA2 lisosomiale (LPLA2s). La PLA2 induce la risposta infiammatoria stimolando il rilascio di mediatori come; IL-1β, IL-6, IL-8, TNF-α, MIP-1α, NO, istamina, serotonina, PAF, bradichinina, PGE2, TXA2, LTB4, RANTES e anafilatossine (C3 e C5).[17] La PLA2, mediando l'idrolisi dei glicerofosfolipidi, determina il rilascio di acidi grassi e la relativa produzione di lisofosfolipidi.[18]

La dimostrata utilità del **desametasone** nel contrastare lo sviluppo della sintomatologia del COVID-19 risiede nel fatto

---

[16] Raoudha Zouari-Kessentini and others, 'Antitumoral Potential of Tunisian Snake Venoms Secreted Phospholipases A2', *BioMed Research International*, 2013 (2013) <https://doi.org/10.1155/2013/391389>.
[17] Catarina Teixeira and others, 'Inflammation Induced by Platelet-Activating Viperid Snake Venoms: Perspectives on Thromboinflammation', *Frontiers in Immunology*, 10 (2019) <https://doi.org/10.3389/fimmu.2019.02082>.
[18] John B. Harris and Tracey Scott-Davey, 'Secreted Phospholipases A2 of Snake Venoms: Effects on the Peripheral Neuromuscular System with Comments on the Role of Phospholipases A2 in Disorders of the CNS and Their Uses in Industry', *Toxins*, 5.12 (2013), 2533–71 <https://doi.org/10.3390/toxins5122533>.

che questo farmaco inibisce la PLA2, bloccando la sintesi delle prostaglandine e la formazione dei leucotrieni agendo a livello di cicloossigenasi/isomerasi PGE.[19] Inoltre, il **desametasone** blocca la sintesi delle citochine IL1, IL2, IL3, IL6, TNF-alfa, GM-CSF, dell'interferone, del fattore di crescita epidermico (EGF) - stimolato da PLA2 (cPLA2) - ed il rilascio di acido arachidonico (AA) bloccando il reclutamento di Grb2 al recettore EGF attivato (EGF-R) attraverso un meccanismo indipendente dalla trascrizione (actinomicina-insensibile).[20]

Come detto, la PLA2, mediando l'idrolisi dei glicerofosfolipidi, determina il rilascio di acidi grassi e la relativa produzione di lisofosfolipidi.

<L'acido arachidonico (AA) è generato dai fosfolipidi di membrana attraverso la loro attivazione. Dall'acido arachidonico, per mezzo della ciclossigenasi-1 (COX-1), si generano le prostaglandine (PG), e per mezzo del trombossano sintetasi, si genera il trombossano A2 (TXA2). La prostaglandina E (PGE) provoca sia vasodilatazione sia vasocostrizione, ma nel circolo polmonare determina solo

---

[19] M. Goppelt-Struebe, D. Wolter, and K. Resch, 'Glucocorticoids Inhibit Prostaglandin Synthesis Not Only at the Level of Phospholipase A2 but Also at the Level of Cyclo-Oxygenase/PGE Isomerase.', *British Journal of Pharmacology*, 98.4 (1989), 1287–95.

[20] Jamie D Croxtall, Qam Choudhury, and Rod J Flower, 'Glucocorticoids Act within Minutes to Inhibit Recruitment of Signalling Factors to Activated EGF Receptors through a Receptor-Dependent, Transcription-Independent Mechanism', *British Journal of Pharmacology*, 130.2 (2000), 289–98 <https://doi.org/10.1038/sj.bjp.0703272>.

vasocostrizione. Le prostaglandine E e F (PGE e PGF) aumentano la gittata cardiaca. Il TXA2 é una molecola con elevato potere aggregante piastrinico, vasocostrittrice, capace di ridurre il flusso sanguigno renale e la sua filtrazione>.[21]

Il blocco dell'enzima trombossano sintetasi, da parte di Dazoxiben e Pirmagrel, porta ad un aumento della sintesi delle prostaglandine attraverso le isomerasi (PGD2, PGF2alfa, PGE2) e la prostaciclina sintetasi (PGI2, PGF1 alfa).[22] L'inibizione della COX-1 porta ad un aumento della via della lipossigenasi con un aumento dei prodotti leucotrieni finali (LB4, LC4, LD4, LE4, LF4).

<LTC4 e LTD4 sono mille volte più potenti dell'istamina, agiscono sulla muscolatura liscia delle vie respiratorie periferiche provocando broncocostrizione>.[23]

L'attivazione costituzionale della via dell'acido arachidonico da parte di tossine prodotte dai batteri (in particolare le PLA2) attaccati dal virus suggerisce, dunque, di evitare la somministrazione terapeutica di inibitori delle ciclossigenasi-1

---

[21] 'Goodman & Gilman's: The Pharmacological Basis of Therapeutics, 13e | AccessMedicine | McGraw-Hill Medical'.
[22] G. I. Fiddler and P. Lumley, 'Preliminary Clinical Studies with Thromboxane Synthase Inhibitors and Thromboxane Receptor Blockers. A Review', *Circulation*, 81.1 Suppl (1990), I69-78; discussion I79-80.
[23] 'Goodman & Gilman's: The Pharmacological Basis of Therapeutics, 13e | AccessMedicine | McGraw-Hill Medical'.

(FANS anti COX-1, es: ibuprofene, nimesulide, ecc) anche se ad azione debole come il paracetamolo.

ANTIBIOTICI

Tra il 14°esimo e il 21°esimo giorno delle colture batteri-virus in vitro, è stato eseguito un antibiogramma per vedere quali molecole antibiotiche impedissero sia la replicazione virale e sia la produzione dello stormo di tossine.[24] I dati hanno riportato che a 3 giorni l'azitromicina, il metronidazolo e la vancomicina spegnevano sia replicazione virale sia formazione delle tossine da parte di batteri, mentre l'amoxicillina spegneva sì la replicazione virale ma permetteva ancora la liberazione di alcune poche tossine rispetto a quelle inziali, e comunque tra queste non erano presenti le conotossine e le fosfolipasi A2. Altri antibiotici riducevano solo blandamente la replicazione virale, mentre alcuni, tra cui la levofloxacina addirittura l'amplificavano. Queste prove, ripetute molte volte, hanno suggerito che i batteri hanno un loro meccanismo di difesa, quando insultati da patogeni nuovi, e che purtroppo il loro prodotto, le proteine tossiche, attivate per contrastare il virus hanno ripercussioni sui nostri organi bersaglio, sui nostri recettori, determinando il quadro clinico grave dell'ammalato COVID-19.

---

[24] Petrillo and others. 'Increase of SARS-CoV-2 RNA Load in Faecal Samples Prompts for Rethinking of SARS-CoV-2 Biology and COVID-19 Epidemiology', 2020 <https://doi.org/10.5281/zenodo.4088208>

Le fasi patogenetiche.

La via di trasmissione del Batteriofago SARS-CoV2 è doppia:
1. Oro-fecale
2. Respiratoria

Le mucose che possono essere colonizzate dal virus:
1. Orale
2. Rino-faringea
3. Respiratoria
4. Intestinale
5. Anale
6. M. degli apparati riproduttivi

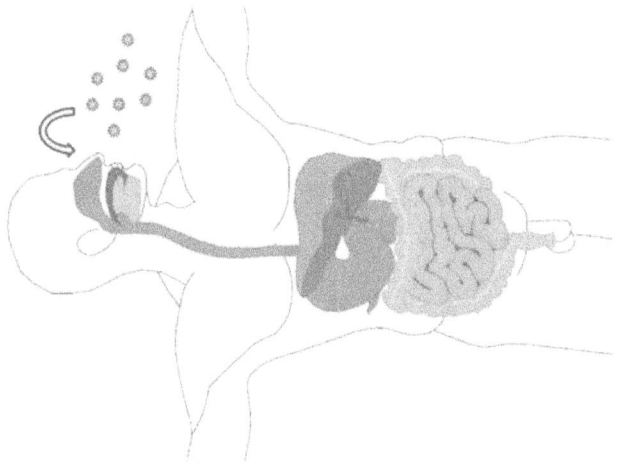

Figura 13: **Prima fase**: attacco del virus ai batteri delle mucose. Dr. C. Brogna- Craniomed Group. Tutti i diritti riservati.

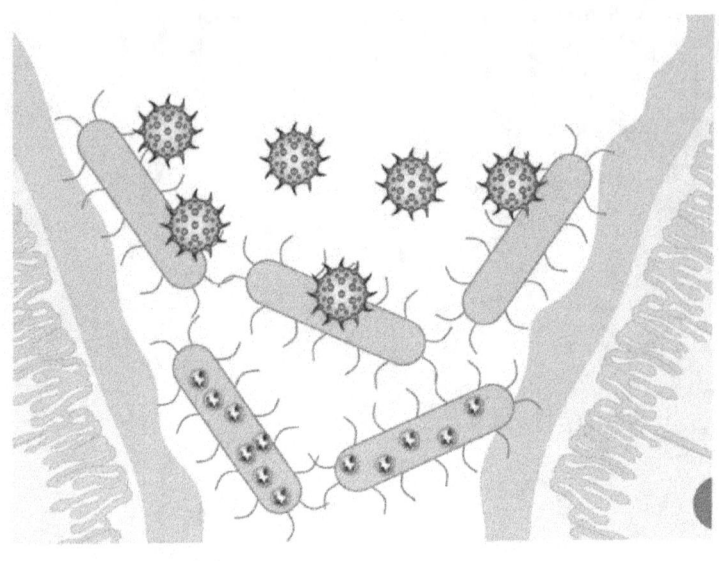

Figura 14: **Seconda fase**: produzione della cascata delle tossine da parte dei batteri. Dr. C. Brogna- Craniomed Group. Tutti i diritti riservati.

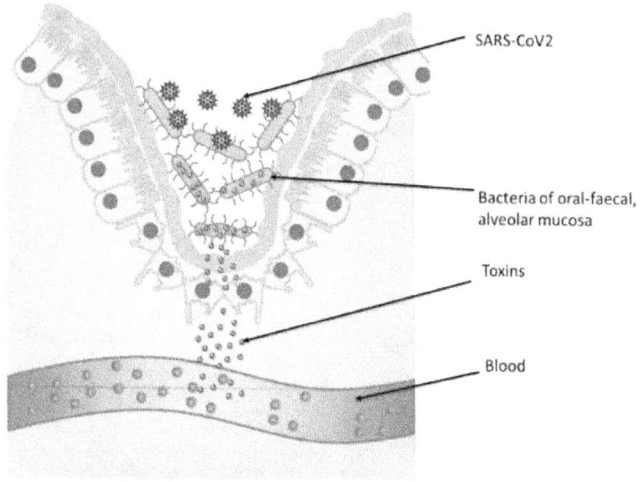

Figura 15: **Terza fase**: ingresso in circolo delle tossine prodotte. Dr. C. Brogna- Craniomed Group. Tutti i diritti riservati.

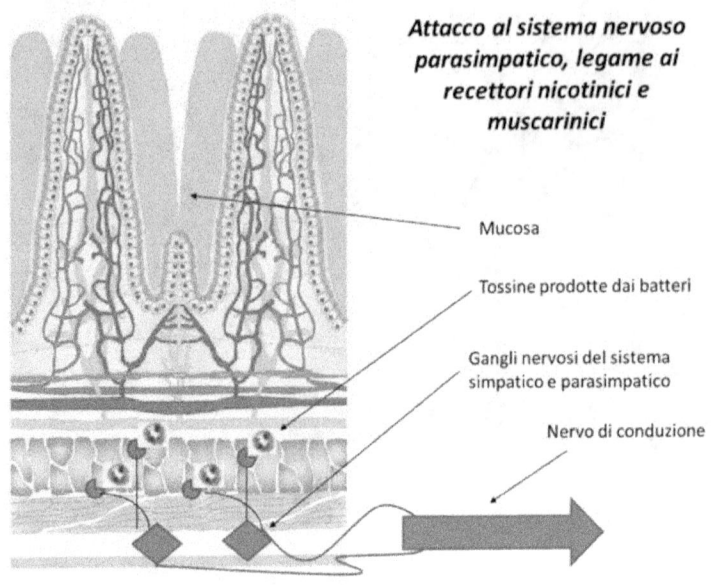

Figura 16: **Quarta fase**: attacco del sistema nervoso autonomo enterico (plesso di Auerbach e Meissner, simpatico e parasimpatico)[25] e di tutti i gangli del sistema nervoso autonomo da parte di alcune tossine. Dr. C. Brogna- Craniomed Group. Tutti i diritti riservati.

---

[25] Brogna and others.

Le tossine si legano a molecole dell'ospite, come le acetilcolinesterasi, potenziando, così, gli effetti dell'acetilcolina sui recettori nicotinici e muscarinici. I neuroni pregangliari, sia parasimpatici sia simpatici, sono colinergici e la trasmissione gangliare si verifica grazie a recettori di tipo nicotinico (sebbene sulle cellule postgangliari siano presenti anche recettori muscarinici di tipo eccitatorio). I neuroni postgangliari parasimpatici sono colinergici e agiscono sui recettori muscarinici presenti negli organi bersaglio. I neuroni postgangliari simpatici sono essenzialmente noradrenergici, con rare eccezioni in cui sono colinergici (ad es. ghiandole sudoripare).

Nota: i pazienti che hanno assunto azitromicina o amoxicillina e probiotici (tra cui il Lactobacillus reuteri e il Bacillus clausii) al *"tempo zero"*, evitando la somministrazione di antiinfiammatori non steroidei e inibitori blandi della ciclossigenasi 1 (tra cui anche paracetamolo), hanno avuto una pronta guarigione e una blanda sintomatologia inziale.

TERZA PARTE

Osservazione o scoperta misteriosa?

Nei preparati di coltura batteri-virus è possibile osservare due fenomeni a dir poco strani ancora mai descritti:

1. L'**endoscheletro** interno al SARS-CoV-2 (fig. 2,17-22)
2. La **fusione o scissione** dei virioni? (fig.18,20-24)

Le immagini che seguono rendono idea del dato trovato e mai prima osservato.

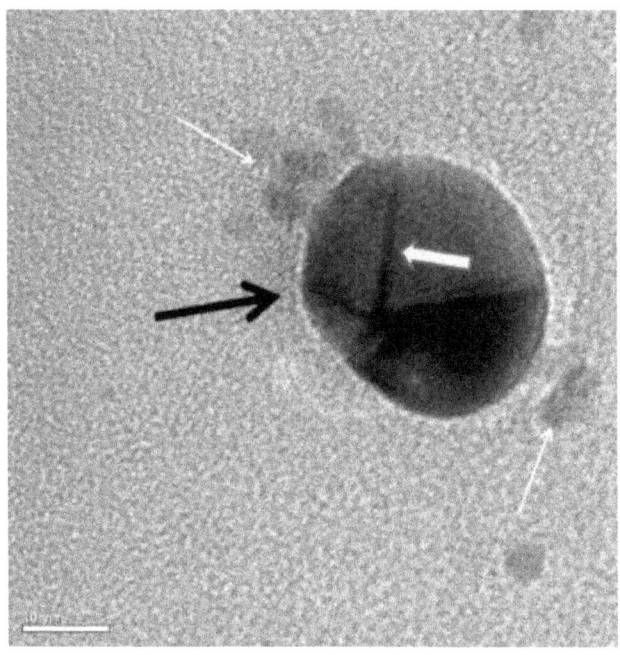

Figure 17: TEM image. Faecal sample after 7 days of culture. SARS-CoV-2 virus. It is visible its "corona" (black arrow), the proteins/toxins (yellow arrows) around it and the mysterious "endoskeleton" inside of it (white arrow). Dr. C. Brogna - Craniomed Group. All rights reserved.

Figura 17: Immagine al TEM. Campione fecale dopo 7 giorni di coltura. Virus SARS-CoV-2. È visibile la sua "corona" (freccia nera), le proteine/tossine (frecce gialle) attorno ad esso, e il misterioso "endoscheletro" al suo interno (freccia bianca). Dr. C. Brogna- Craniomed Group. Tutti i diritti riservati.

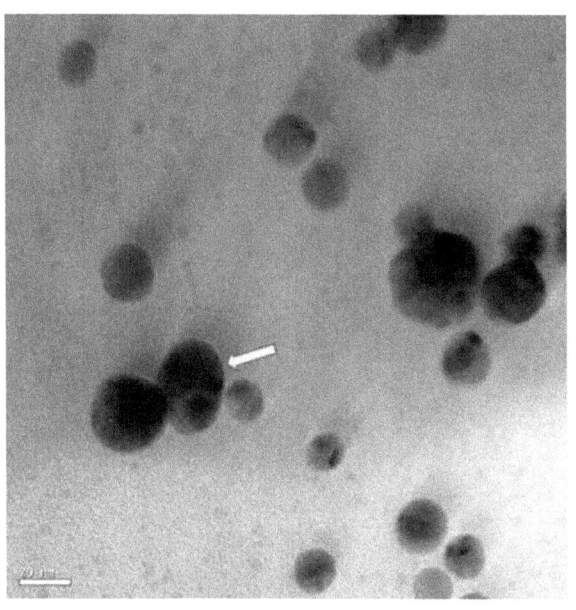

Figure 18: TEM image. Faecal sample during 7 days of culture. SARS-CoV-2 virus. It is visible the virus (red arrow) and its mysterious "endoskeleton" (white arrow). The viruses are smaller (50-200 nm) than the normal size described in literature (0,1-0,3 micron). The "corona" also is smaller than usually described. Dr. C. Brogna - Craniomed Group. All rights reserved.

Figura 18: Immagine al TEM. Campione fecale durante 7 giorni di coltura. Virus SARS-CoV-2. È visibile il virus (freccia rossa) ed il suo misterioso "endoscheletro" (freccia bianca). I virus sono più piccoli (50-200 nm) di quanto descritto sinora in letteratura (0,1-0,3 micron). Anche la "corona" è più piccola di quanto descritto sinora in letteratura. Dr. C. Brogna - Craniomed Group. Tutti i diritti riservati.

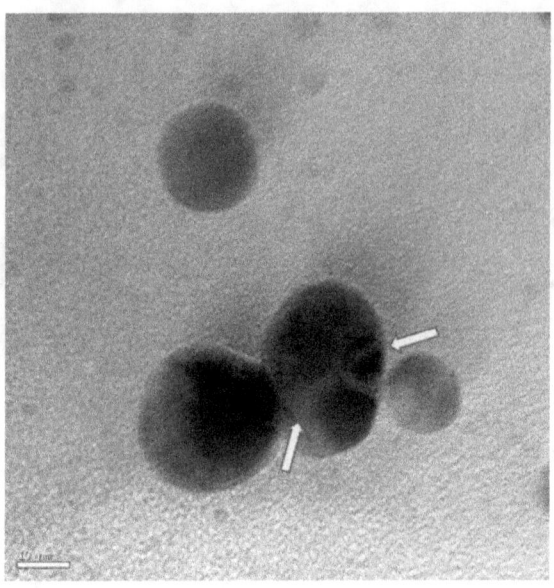

Figure 19: TEM image. Faecal sample during 7 days of culture. SARS-CoV-2 virus. An enlarged photo of figure 18. It is visible the mysterious "endoskeleton" (white arrows). The viruses are smaller (50-200 nm) than the normal size described in literature (0,1 - 0,3 micron). The "corona" also is smaller than usually described. Dr. C. Brogna – Craniomed Group. All rights reserved.

Figura 19: Immagine al TEM. Campione fecale durante 7 giorni di coltura. Virus SARS-CoV-2. Una foto ingrandita della figura 18. È visibile il misterioso "endoscheletro" (frecce bianche). I virus sono più piccoli (50-200 nm) di quanto descritto sinora in letteratura (0,1 - 0,3 micron). Anche la "corona" è più piccola di quanto descritto sinora in letteratura. Dr. C. Brogna - Craniomed Group. Tutti i diritti riservati.

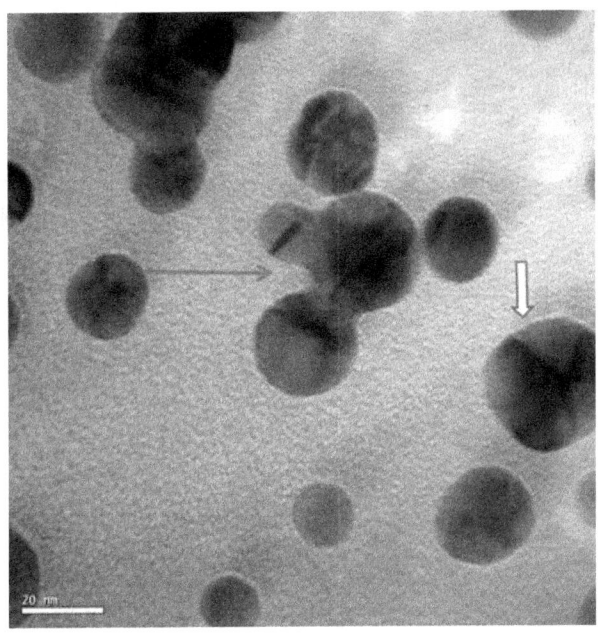

Figure 20: TEM image. Faecal sample during 7 days of culture. SARS-CoV-2 virus. A strange "fusion" between the viruses (blue arrow) is visible. The viruses are smaller (50-200 nm) than the normal size. The mysterious "endoskeleton" is reported by a white arrow. The "corona" is smaller than the normal size. Dr. C. Brogna - Craniomed Group. All rights reserved.

Figura 20: Immagine al TEM. Campione fecale durante 7 giorni di coltura. SARS-CoV-2. È visibile la strana "fusione" tra i virus (freccia blu). I virus sono più piccoli (50-200 nm) della norma. Il misterioso "endoscheletro" é segnalato con una freccia bianca. La "corona" è più piccola della norma. Dr. C. Brogna – Craniomed Group. Tutti i diritti riservati.

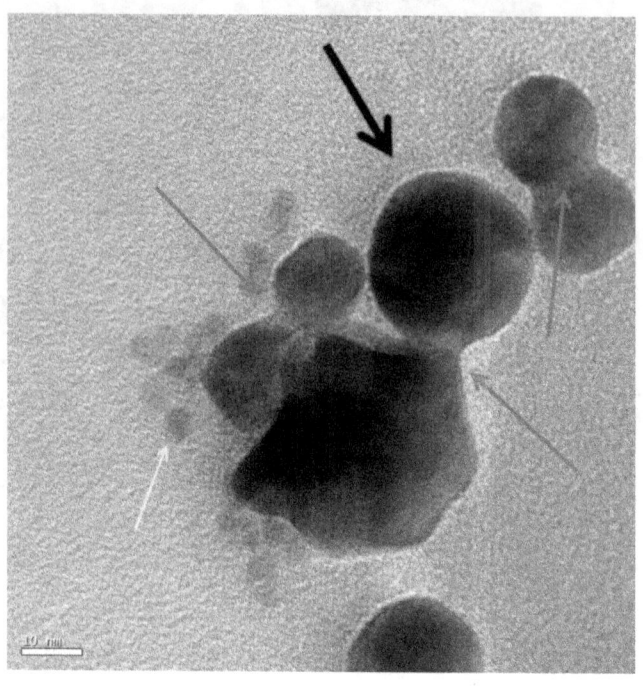

Figure 21: TEM image. Faecal sample during 7 days of culture. SARS-CoV-2 virus. It is visible its "corona", the proteins/toxins (yellow arrow) around it and the strange "fusion" (or scission?) between the viruses (blue arrows). Dr. C. Brogna - Craniomed Group. All rights reserved.

Figura 21: Immagine al TEM. Campione fecale durante 7 giorni di coltura. Virus SARS-CoV-2. È visibile la sua "corona", le proteine/tossine (freccia gialla) attorno ad esso e la strana "fusione" (o scissione?) tra i virus (frecce blu). Dr. C. Brogna - Craniomed Group. Tutti i diritti riservati.

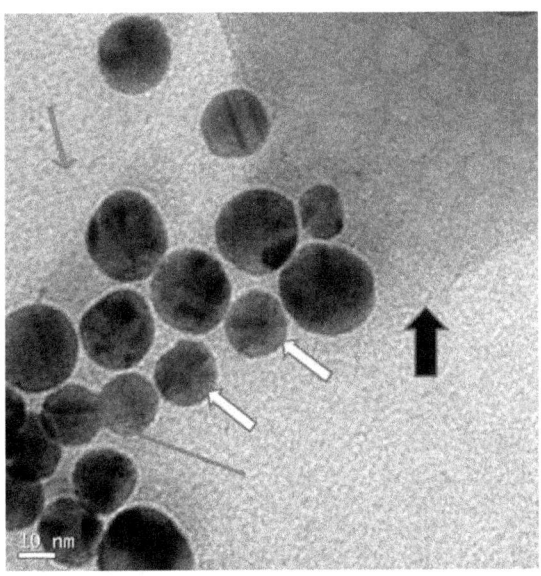

Figure 22: TEM image. Faecal sample during 7 days of culture. SARS-CoV-2 virus and external wall of bacterium. It is visible the virus (red arrow) attacking the bacterium (big arrow). It is visible the mysterious "endoskeleton" (white arrow). Are also visible the strange "fusions" or agglomerations between the viruses (blue arrow). The viruses and their "corona" are smaller (50-200 nm) than the normal sizeDr. C. Brogna - Craniomed Group. All rights reserved.

Figura 22: Immagine al TEM. Campione fecale durante 7 giorni di coltura. SARS-CoV-2 e parete batterica esterna. Sono visibili i virus (freccia rossa) mentre attaccano il batterio (freccia grande). È visibile il misterioso "endoscheletro" (frecce bianche). Sono visibili anche le strane "fusioni" o agglomerazioni tra i virus (freccia blu). I virus, inclusa la "corona", sono più piccoli (50-200 nm) della norma. Dr. C. Brogna - Craniomed Group. Tutti i diritti riservati.

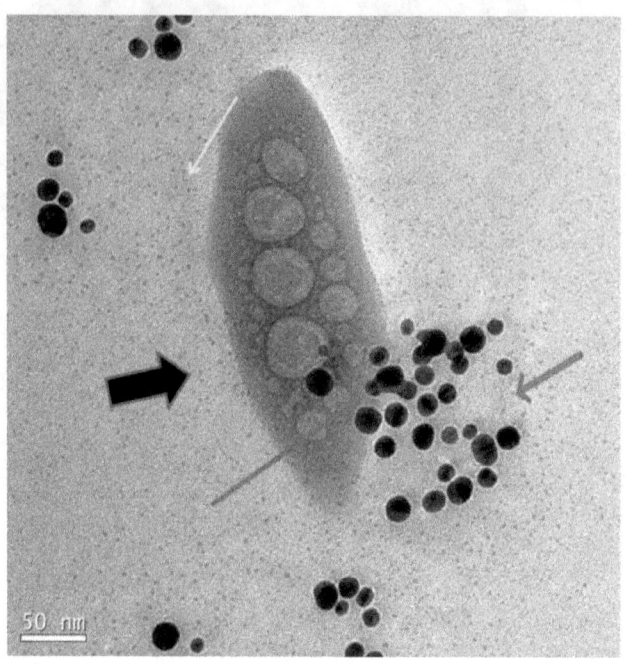

Figure 23: TEM image. Faecal sample during 7 days of culture. SARS-CoV-2 and bacterium. Viruses are visible (red arrow) while attacking the bacteria (big arrow). Are also visible the strange "fusions" or agglomerations between the viruses (blue arrow). The viruses are smaller (50-200 nm) than the normal size. The proteins or toxins are reported by a yellow arrow. Dr. C. Brogna - Craniomed Group. All rights reserved.

Figura 23: Immagine al TEM. Campione fecale durante 7 giorni di coltura. SARS-CoV-2 e batteri. Sono visibili i virus (freccia rossa) mentre attaccano il batterio (freccia grande). Sono visibili anche le strane "fusioni" o agglomerazioni tra i virus (freccia blu). I virus sono più piccoli (50-200 nm) della norma. Le proteine o le tossine sono indicate con una freccia gialla. Dr. C. Brogna – Craniomed Group. Tutti i diritti riservati.

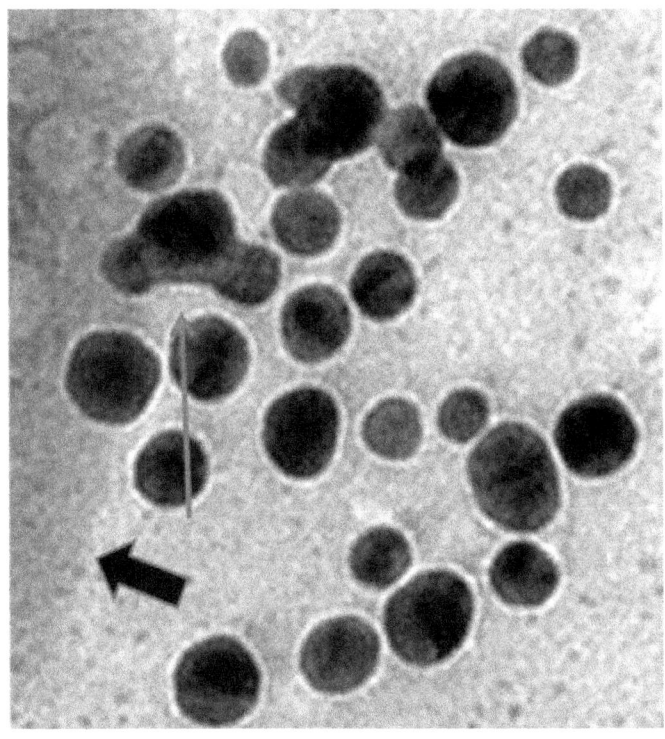

Figure 24: TEM image. Faecal sample during 7 days of culture. SARS-CoV-2 and bacteria. An enlarged photo of figure 23Dr. C. Brogna - Craniomed Group. All rights reserved.

Figura 24: Immagine al TEM. Campione fecale durante 7 giorni di coltura. SARS-CoV-2 e batteri. Una foto ingrandita della figura 23. Dr. C. Brogna - Craniomed Group. Tutti i diritti riservati.

Alla luce di quanto finora osservato, forse sarebbe il caso di valutare l'ipotesi che il SARS-CoV-2 non si solamente un virus, ma qualcosa di più complesso.

Quando aumenta il titolo ematico di neutrofili dovremmo pensare ad un'eziopatogenesi batterica. Potrebbe forse essere un cDNA di Coronavirus in un plasmide artificiale con la faccia da virus ma il cuore di un batterio?
Non si potrebbe pensare, considerando le sue misure inferiori (50-200 nanometri) rispetto a quelle finora descritte da altri in letteratura, che si tratti di un BCA (cromosoma batterico artificiale) con un mantello di proteine di superficie dei Coronavirus?

*Di sicuro, non si può non considerare che dalle prove risultanti dagli esperimenti descritti, che si tratti **anche** di un **batteriofago**.*

Considerazioni.

Per troppo tempo la ricerca ha limitato la propria curiosità all'osservazione dei microrganismi patogeni e della loro patogenicità concentrandosi sulla comprensione dei loro legami con i recettori delle nostre cellule, e basando le cure sull'inibizione di tali legami recettoriali.

Solo in qualche eccezione, come il tetano, il botulismo, la difterite, abbiamo capito che il sintomo era legato all'immissione in circolo delle tossine.

La ricerca non riesce ancora a fare il salto di qualità per cominciare a focalizzare la propria attenzione sull'entropia del mondo batterico. Sì, ho scritto bene: "entropia". In questa storia infinita delle scienze, hanno ragione probabilmente i fisici.

Ogni sistema che consuma energia produce entropia, ed a questo meccanismo partecipano non solo gli esseri pluricellulari, ma anche gli unicellulari, i batteri.

Ognuno di essi, presenti nel nostro organismo come commensali, produce rifiuti, scarti, di natura proteica.

Noi, sin da piccoli siamo allenati, immunizzati verso queste proteine di scarto, grazie agli anticorpi di provenienza materna, prima, e individuali, poi.

Il problema sorge quando i batteri, in seguito ad un insulto chimico (ad es., l'inquinamento) o, come nel caso del SARS-Cov-2, biologico, cominciano a produrre, come "rifiuti" del loro metabolismo, proteine modificate o del tutto nuove, ossia sconosciute al nostro sistema immune, che pertanto non è in grado di farvi fronte.

É per tale ragione che una cura mirata esclusivamente a impedire il legame del SARS-CoV-2 con le nostre cellule, tralasciandone la natura batteriofagica, non sarà sufficiente.

Sarà necessario bloccare l'attacco ai nostri amici batteri e disporre, inoltre, di un antidoto contro le tossine che essi producono, dopo l'aggressione virale.

I batteri si sanno difendere da soli, ma noi non siamo preparati alle loro proteine tossiche di scarto che lasciano sul campo di battaglia.

Non disinfettare continuamente strade, mezzi pubblici e luoghi comuni, con protocolli univoci e senza tener conto che il virus si replica nei batteri, è una carenza che rischia di essere pagata a caro prezzo.

Non capire che le tossine hanno una maggiore efficacia a basse temperature (primavera, autunno e inverno) e che sono meno attive durante i periodi caldi, non permetterà di capire perché il virus ha andamenti stagionali particolari.

Stiamo parlando innanzitutto di un batteriofago (o forse qualcosa di più - BCA: cromosoma batterico artificiale - plasmide)[26], ed in quanto tale è ubiquitario.

Non pensare che anche la natura potrà essere contaminata, se non lo è già stata, rappresenta la terza grave mancanza che può

---

[26] Fernando Almazán, Carmen Galán, and Luis Enjuanes, 'Engineering Infectious CDNAs of Coronavirus as Bacterial Artificial Chromosomes', *Methods in Molecular Biology*, 454 (2008) <https://doi.org/10.1007/978-1-59745-181-9_20>.

essere commessa. È intuitivo immaginare che SARS-CoV-2, essendo un batteriofago, oltre che un Coronavirus, inquini le fogne e di conseguenza tutto ciò che c'è a valle: il settore agroalimentare e l'ittico, in primis.

È intuitivo capire che se SARS-CoV-2 attacca i batteri e vengono prodotte tossine, citate in questo trattato, anche i vaccinati avranno nei prossimi anni un maggiore rischio di malattie cardiovascolari, polmonari, e neurodegenerative.

Essendo innanzitutto un batteriofago, è lecito aspettarsi innumerevoli mutazioni della struttura proteica del SARS-CoV-2, diverse per ogni ciclo replicativo e per ogni individuo. Il motivo? Perché i batteri generano errori di "editing"[27], ossia introducono sequenze che possano aiutarli a fronteggiare il successivo attacco virale. Il problema che si pone però è dato dalla distribuzione ormai globale dell'infezione, perché ogni batterio chiuderà le porte al virus al prossimo riconoscimento nello stesso individuo, ma non per l'individuo che gli è a fianco.

---

[27] Rodolphe Barrangou and others, 'CRISPR Provides Acquired Resistance against Viruses in Prokaryotes', *Science (New York, N.Y.)*, 315.5819 (2007), 1709–12 <https://doi.org/10.1126/science.1138140>.

QUARTA PARTE

Glossario.

Acetilcolina (aCh): neurotrasmettitore tanto del sistema nervoso centrale che periferico, che media (legandosi ai recettori nicotinici o muscarinici) molteplici funzioni, tra cui la contrazione dei muscoli scheletrici, la trasmissione nervosa a livello sintetico e la secrezione della quasi totalità delle ghiandole.

Acetilcolinesterasi (aChE): enzima che catalizza la degradazione dell'acetilcolina, inattivandola.

Acidi nucleici: composti chimici organici presenti in tutti gli organismi viventi (virus inclusi) e distinti in DNA (acido desossiribonucleico) ed RNA (acido ribonucleico).

Il DNA è il depositario dell'informazione genetica contenuta nelle cellule; l'RNA ha la funzione di tradurre e trasferire questa informazione contenuta nel DNA per dare inizio alla sintesi delle proteine ed alla replicazione cellulare.

Aminoacido: molecola organica, unità costitutiva delle proteine.

Antibiotico: sostanza di struttura chimica molto complessa in grado di arrestare la crescita e quindi la replicazione (antibiotico batteriostatico) o provocare la morte (antibiotico battericida) delle cellule batteriche.

Attività colinergica: attività mediata dall'acetilcolina e, quindi, stimolante il sistema nervoso autonomo parasimpatico e gli effetti che produce sugli organi che regola. L'attività colinergica a livello della pupilla ne determina la restrizione (miosi), dovuta alla contrazione del muscolo costrittore della pupilla. A livello cardiaco, il parasimpatico, grazie all'acetilcolina, riduce l'attività cardiaca.

Batterio: organismo unicellulare, procariota, delle dimensioni comprese tra gli 0,2 ed i 30 micron, e costituito da una parete cellulare che riveste una membrana cellulare e contenenti il proprio materiale genetico (DNA - non incapsulato da alcuna membrana, contrariamente a quanto accade per le cellule eucariote -) ed un sistema sistema enzimatico che permette loro di produrre energia e di sintetizzare proteine, e quindi di potersi replicare per scissione.

Batteriofago: anche detto fago, è un virus a DNA od a RNA che infetta i batteri, inoculandovi il proprio materiale genetico e ivi replicandosi.

Può essere lisogeno (ovvero rimanere integrato nel batterio e replicarsi ogni qualvolta si replica il batterio che lo ospita), litico (ovvero replicarsi nel batterio, inducendone letteralmente la distruzione) o temperato (ovvero avere un comportamento misto in base agli equilibri dinamici).

Biochimica: ramo della biologia che studia le reazioni chimiche che regolano la vita delle cellule e, in scala maggiore, degli organismi viventi.

Biologia: insieme delle scienze riguardanti gli organismi viventi.

Bulbo olfattivo: prima stazione di elaborazione degli impulsi olfattivi, localizzata tra il centro della sommità delle cavita nasali e la base del cranio.

Cellula epiteliale: cellula che costituisce il tessuto epiteliale, svolgendo funzioni di rivestimento delle superfici corporee (cute e mucose), di secrezione (ghiandole), di trasporto e di assorbimento (mucose intestinali).

Cellula eucariotica: dal greco eu- (buono) -karyon (nucleo), si indicano con tale termine le cellule più evolute (come quelle che costituiscono il corpo umano), la cui peculiarità di spicco é quella di presentare il proprio materiale genetico (DNA) raccolto in un nucleo, che lo separa dall'ambiente intracellulare circostante (citoplasma).

Cellula nervosa (o neurone): componente fondamentale del tessuto nervoso, la cui peculiarità è quella di trasferire informazioni (come la percezione del dolore o come l'impulso per una contrazione muscolare) sotto forma di segnali elettrici.

Cellula procariotica: dal greco pro- (prima) -karyon (nucleo), si indicano con tale termine quelle cellule "primitive" (come i batteri) la cui principale caratteristica è quella di avere il proprio materiale genetico (DNA) non racchiuso in un comparto a sé stante (nucleo).

Ciclossigenasi-1: enzima che accelera la sintesi di prostaglandine.

Coagulazione sanguigna: risultato di una serie di reazioni biochimiche del sangue che culminano nella formazione di un coagulo (evento fisiologico necessario per la riparazione delle ferite e l'arresto del sanguinamento) o di un trombo (evento patologico a sede intravascolare con esiti potenzialmente mortali).

Coronavirus: famiglia di virus a RNA, il cui nome deriva dalle spinule di superficie del capside (proteine S), che nel loro insieme ricordano, al microscopio elettronico, una corona reale.

Costrizione bronchiale o broncocostrizione o broncospasmo: riduzione del calibro dei bronchi dovuto ad una contrazione anomala della muscolatura liscia che circonda la parete bronchiale. Questo restringimento dei bronchi provoca grave difficoltà respiratoria a causa di un ridotto passaggio dell'aria.

Desametasone: farmaco steroide (cortisonico) di sintesi, dalle spiccate attività antinfiammatorie ed antiallergiche.

Disgeusia: alterazione della sensibilità gustativa.

Editing batterico: meccanismo dei batteri che permette la generazione di errori/mutazioni nei virus batteriofagi. Il CRISP è un meccanismo di editing.

Embolia: ostruzione di un'arteria o di una vena, causata da un corpo estraneo al normale flusso sanguigno, che viene denominato embolo e che può essere un coagulo di sangue (tromboembolia), una bolla d'aria o di altri gas, tessuti grassi etc.

Endoscheletro: struttura rigida di sostegno, interna (dal greco end-: dentro) di un organismo. L'apparato scheletrico umano è un esempio di endoscheletro. Il termine è usato impropriamente nelle immagini del testo esclusivamente per rendere l'idea di un nuovo fenomeno osservato nel SARS-CoV-2.

Enzima: sostanza di natura proteica in grado di accelerare una reazione chimica specifica senza andare incontro a degradazione.

L'acetilcolinesterasi, ad esempio, accelera il distacco dell'acetilcolina dal recettore a cui è legata, fenomeno che altrimenti avverrebbe troppo lentamente, con ovvi risvolti funzionali e quindi clinici.

Epidemiologia: branca della medicina che studia la frequenza con cui le malattie si manifestano nella popolazione e i fattori che le favoriscono o le ostacolano.

Farmaco antipertensivo: farmaco in grado di ridurre la pressione sanguigna.

Flora intestinale: insieme di batteri che colonizzano l'intestino e che svolgono diverse funzioni, tra cui quella di mantenere un equilibrio tra le diverse specie batteriche che la compongono ed evitare che quelle potenzialmente dannose prendano il sopravvento, provocando una condizione patologica.

Genoma: totalità dell'informazione genetica - DNA (o, in alcuni virus, RNA) - contenuta in una cellula o organismo.

Iposmia: riduzione della sensibilità olfattiva.

Metabolismo: l'insieme delle reazioni chimiche volte al mantenimento vitale all'interno delle cellule e degli organismi viventi. Queste reazioni catalizzate, ossia accelerate, da enzimi consentono agli organismi di crescere e riprodursi, mantenere le proprie strutture e rispondere alle sollecitazioni dell'ambiente circostante.

Microbiologia: ramo della biologia che studia i microrganismi, ossia gli esseri viventi con dimensioni inferiori al millimetro (eucarioti, procarioti o virus), la cui osservazione richiede l'uso del microscopio ottico.

Neurotossina: tossina che agisce sulle cellule del sistema nervoso.

Neurotrasmettitore: sostanza che permette la trasmissione dell'impulso elettrico nervoso (e con esso l'informazione che sottende) da un neurone all'altro.

Nucleotide: composto organico che costituisce l'unità base degli acidi nucleici (DNA o RNA)

Piastrina: elemento corpuscolato del sangue (non é una cellula, ma un frammento cellulare) che partecipa al processo di coagulazione del sangue tramite l'aggregazione di più piastrine (aggregazione piastrinica).

Plasmide: piccolo filamento circolare di DNA presente all'interno dei batteri, che permette lo svolgimento di varie funzioni non essenziali, ma che conferiscono alla cellula proprietà speciali, talora uniche. I plasmidi sono capaci di spostarsi tra le cellule.

Probiotico: gruppo di microrganismi presenti nella normale flora batterica intestinale e di ceppi batterici derivati dalla fermentazione lattica (come il Lactobacillus acidophilus) con un potenziale effetto protettivo per l'organismo ospite (uomo ed altri mammiferi) dovuto alla protezione verso altri batteri patogeni con meccanismo competitivo.

Prostaglandina: molecola che media molti processi biochimici, tra cui l'infiammazione, la sensibilità dolorifica, la febbre, ecc.

Proteina: macromolecola biologica costituita da catene di aminoacidi.

Recettori colinergici (nicotinici e muscarinici): recettori (proteine con "funzione di serratura") posizionati sulle membrane cellulari, a vari livelli, a cui si legano molecole o piccole proteine (dette ligandi, proteine con "funzione di chiave", quali l'acetilcolina), in modo da permettere la perpetrazione del segnale nervoso. Recettore nicotinico ha la sigla (N) e il muscarinico ha la sigla (M1, M2, M3 ecc.).

SARS-CoV-2: virus appartenente alla famiglia dei Beta-Coronavirus, responsabile della sindrome da stress respiratorio acuto.

SEM: microscopio elettronico a scansione. Utilizza un fascio di luce come sorgente di emissione. Dà una immagine di tipo 3D. Il suo potere di osservazione arriva fino al nanometro.

Sintesi proteica: processo biochimico attraverso il quale l'informazione genetica contenuta nel DNA viene convertita in proteine, che svolgono nella cellula un'ampia gamma di funzioni.

Sintomo: descrizione soggettiva, espressa dal paziente, di un'alterata percezione del proprio normale stato di salute. Differisce dal segno, definito come il riscontro oggettivo di un'alterazione del normale stato di salute. Per esempio, nel caso di una ferita da taglio, il dolore rappresenta il sintomo, il sanguinamento rappresenta un segno.

SNA (sistema nervoso autonomo): parte del sistema nervoso che regola le funzioni vegetative, ossia quei fenomeni al di fuori del controllo della volontà, come il battito del cuore, ad esempio. Viene distinto in simpatico e parasimpatico, spesso con effetti opposti. Per esempio, a livello delle pupille, il sistema simpatico ne determina la dilatazione (midriasi) ed il parasimpatico il restringimento (miosi).

SNC (sistema nervoso centrale): parte del sistema nervoso costituito dal cervello, accolto nella scatola cranica, e dal midollo spinale, accolto nel canale vertebrale.

SNP (sistema nervoso periferico): parte del sistema nervoso costituito da fasci di fibre nervose che collegano il sistema nervoso centrale ai differenti organi (cuore, muscoli, organi di senso, ghiandole etc.).

Spettrometria di massa: tecnica che utilizza i campi magnetici col fine di identificare sostanze e composti, separandoli in funzione del loro rapporto massa/carica. È definita una tecnica analitica ed è usata in combinazione con tecniche separative, quali la cromatografia in fase liquida (HPLC). Separa la miscela di ioni (atomi o gruppi di atomi caricati) in funzione del loro rapporto massa/carica generalmente tramite campi magnetici statici o oscillanti.

TEM: microscopio elettronico a trasmissione. Utilizza un fascio di elettroni sottovuoto che attraversa il campione da analizzare. Il suo potere di visione è dell'ordine dei nanometri.

Tossina: sostanza biologica (generalmente una proteina composta da un numero relativamente esiguo di aminoacidi - oligopeptide -) prodotta da microbi (ossia, batteri, miceti), vegetali (dette fitotossine) o animali (zootossine), e con effetti dannosi per gli esseri viventi, anche a minime dosi. Le malattie infettive dovute a germi patogeni capaci di produrre tossine e che si manifestano con grave compromissione generale di tutto l'organismo e prevalenza dei sintomi tossici su quelli infettivi sono definite "tossinfezioni".

Vero Cell: cellula sintetica proveniente dal rene dalle scimmie ed utilizzata nelle colture cellulari.

Virus: organismo di dimensioni submicroscopiche e di natura non cellulare (a differenza dei batteri, che sono cellule procariotiche), costituito fondamentalmente da un acido nucleico (DNA o RNA) rivestito e protetto da un involucro proteico detto "capside". Alcune proteine di cui è costituito il capside consentono l'adesione del virus alla cellula da infettare. Essendo sprovvisti di un sistema enzimatico che permetta loro di produrre energia e di sintetizzare proteine (fenomeni fondamentale per la loro -e non solo loro- replicazione e, quindi, sopravvivenza), i virus debbono servirsi di quelli di un'altra cellula (eucariotica, come quelle umane, per es., o procariotica, come le cellule batteriche, per es.), cioè la cellula ospite infettata.

Critica al mondo scientifico.

Caro ricercatore, accademico o no, credo che tu abbia inteso che non ritengo l'opinione degli esperti importante a tal punto da non poterla contraddire.

Martin Lutero formulò le 95 tesi nel 1517 e sperò per ben due anni che i vescovi del tempo cambiassero orientamento. Senza successo, decise di rivolgersi alla gente comune e tradusse il Nuovo Testamento dal latino al tedesco. Così finalmente tutti poterono leggere, e quella conoscenza fu alla portata di tutti.

Cristoforo Colombo, salpato da Palos de la Frontera il 3 agosto 1492, giunse nell'odierna San Salvador il 12 ottobre dello stesso anno. Affrontò un viaggio insieme a molti marinai e tre caravelle nella speranza di trovare l'India e nonostante i possibili ammutinamenti e le varie difficoltà di navigazione, dopo 90 giorni approdò nelle nuove terre. Gli Europei dovettero aspettare molto tempo ancora, prima di poter intraprendere gli stessi percorsi e poter anche loro godere di quelle scoperte.

Non sempre le opinioni degli esperti nel settore discusso tendono a superare le difficoltà che un processo metodologico deduttivo può incontrare. Lo spirito di coesione spesso è sopraffatto dalla volontà di criticare. Bisogna ragionare fuori dagli schemi per affrontare grandi sfide come lo è una pandemia.

Volerci provare senza considerare che **SARS-CoV-2 é innanzitutto un batteriofago**, o forse qualcosa di più, è come cercare di scorgere le altre 75 lune con lo stesso telescopio approntato da Galileo Galilei.

Per questo ti dico: "ripeti i miei esperimenti e poi vieni a cercarmi, passando per Marte, in una delle 79 lune di Giove".

.

Ringraziamenti.

Ringrazio in modo particolare il dr Gianluca Ciammetti, dirigente del reparto di otorinolaringoiatria dell'ospedale Veneziale di Isernia, che ha sposato sin dall'inizio la causa della ricerca delle tossine ignote.

Senza l'aiuto dell'amico e compagno di studi Dr Lauritano Francesco, co-scrittore di questa opera, non sarei mai riuscito a terminarla. Nel momento della difficoltà, ho ritrovato un grande amico.

Un grosso grazie va al dr Bisaccia Domenico, amico e compagno di studi, nonché scopritore, insieme a noi tutti, della replicazione del SARS-CoV-2 nei batteri.

Un caro ringraziamento va all'amico Dr Marino Giuliano, alla Marsan Consulting, e a tutti i suoi amici.

Con stima e affetto ringrazio il Dr Marino Francesco, il dr Colella Mirko, Brogna Giancarlo, Lombardi Giovanni, Petrillo Gaetano.

Senza l'incoraggiamento della prof.ssa Ornella Piazza, dell'Università degli Studi di Salerno, dipartimento di anestesiologia, non avrei certo intrapreso il viaggio verso l'ignoto. È stata la prima a cui annunciai il ritrovamento delle tossine che potevano agire sul sistema nervoso autonomo.

Un indispensabile aiuto nella sperimentazione è stato dato dal dottore e amico Gennaro Iapicca e dall'avvocato Luigi Bergamino e dalle loro famiglie.

Una immensa gratitudine va al dottore e amico Mauro Petrillo, che più di tutti mi ha aiutato in tutti gli esperimenti.

Le foto presenti in questa opera sono di proprietà della Craniomed Group Srl.

Per ultimo, ma non ultimo, un grandissimo ringraziamento va al dr Cristoni Simone, uno dei massimi esperti di proteomica che abbia mai conosciuto. Senza il suo prezioso aiuto, mai avremmo trovato nel plasma e nella urina dei pazienti ammalati di COVID-19 le tossine prodotte dai batteri.

Il primo e più grande ringraziamento, con la mia mente, con tutto il mio cuore e le mie forze, va al Creatore.

Egli esiste: הבורא קיים

Il virus SARS-CoV-2 sotto ogni suo aspetto. Le foto inedite di come esso è, di come si replica nei batteri e delle tossine che vengono prodotte. Il mistero della sua natura e delle sue strane particolarità. L'incredibile azione delle neurotossine che stanno uccidendo tante persone. Questo e molto altro ancora sugli esperimenti del virus a contatto con i batteri del nostro organismo.

Dati supplementari 1

I diagrammi proteici dello spettrometro di massa.

Nelle immagini che seguono ci sono alcune rappresentazioni degli spettri delle proteine/tossine trovate nel plasma, nelle urine e dopo le colture dei batteri fecali dei pazienti malati di Covid-19.

La spettrometria di massa è una tecnica analitica utilizzata per identificare sostanze sconosciute. Usata in combinazione con tecniche separative, quali la cromatografia in fase liquida (HPLC), separa la miscela di ioni (atomi o gruppi di atomi caricati) in funzione del loro rapporto massa/carica generalmente tramite campi magnetici statici o oscillanti.

Gli spettri di massa descrivono in grafico/diagramma la sequenza di aminoacidi delle proteine/ tossine trovate.

Maggiori dettagli possono essere visionati nello studio "*C. Brogna and others, 'Detection of Toxin-like Peptides in Plasma and Urine Samples from COVID-19 Patients', 2020 <https://doi.org/10.5281/zenodo.413934>1*".

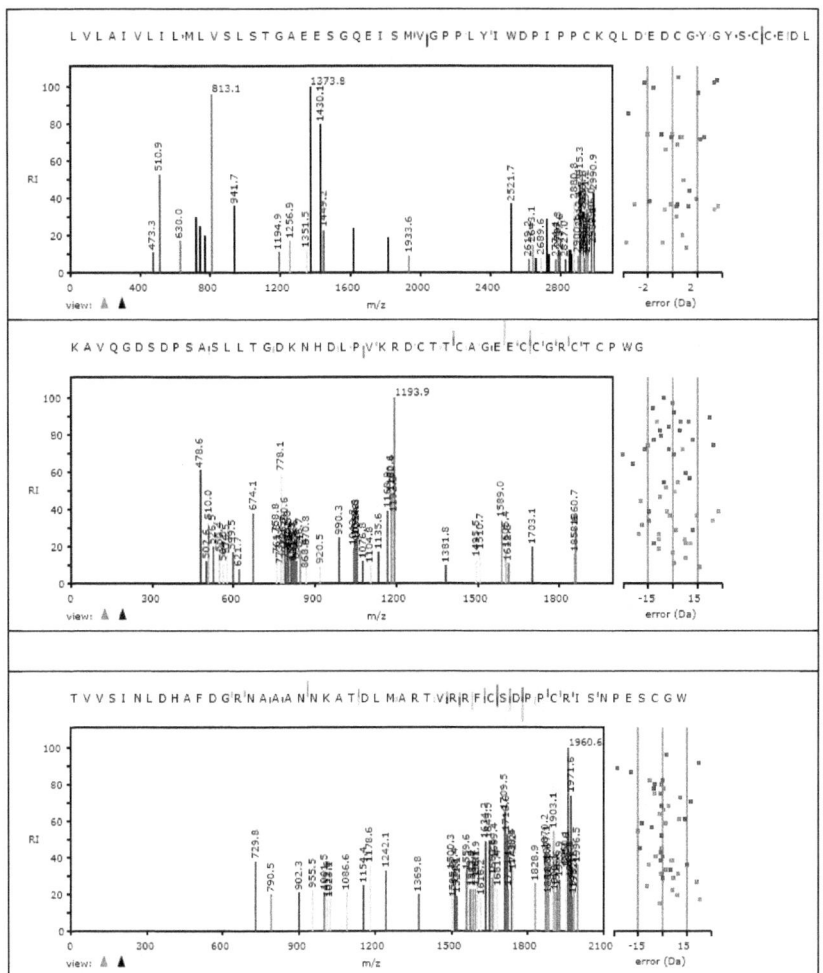

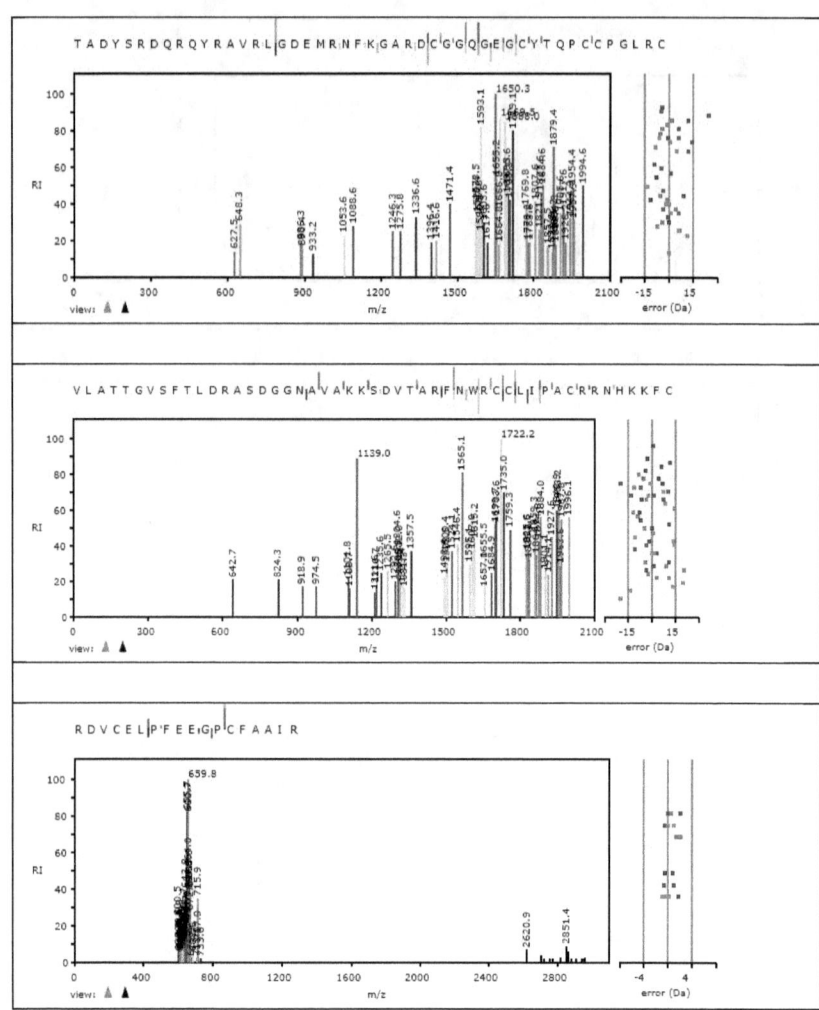

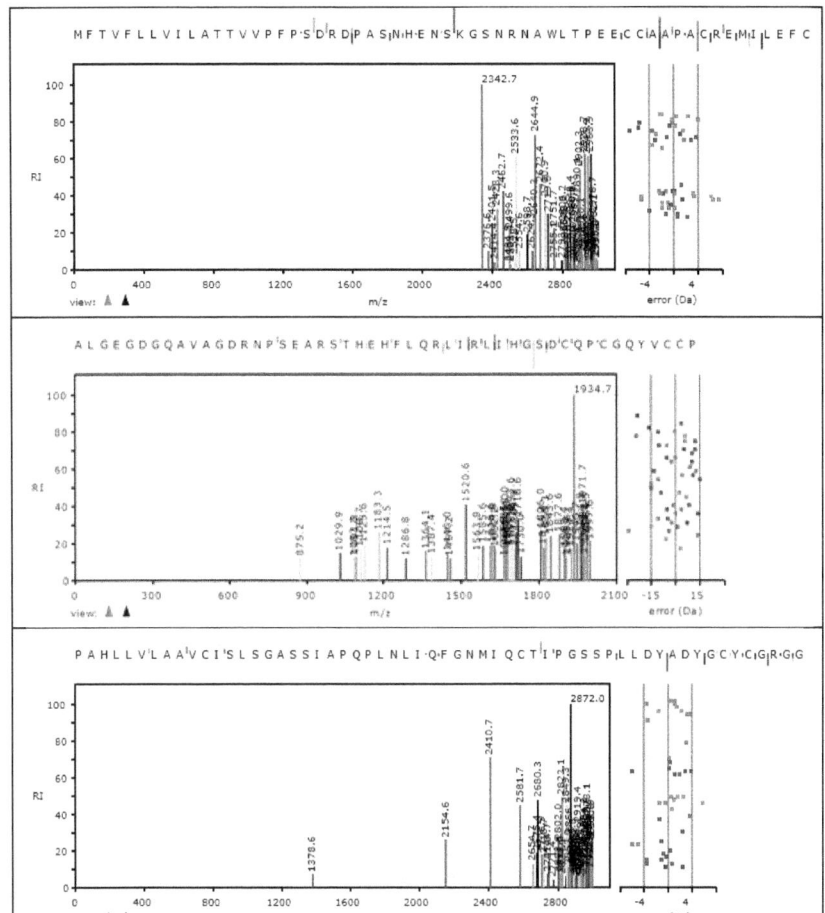

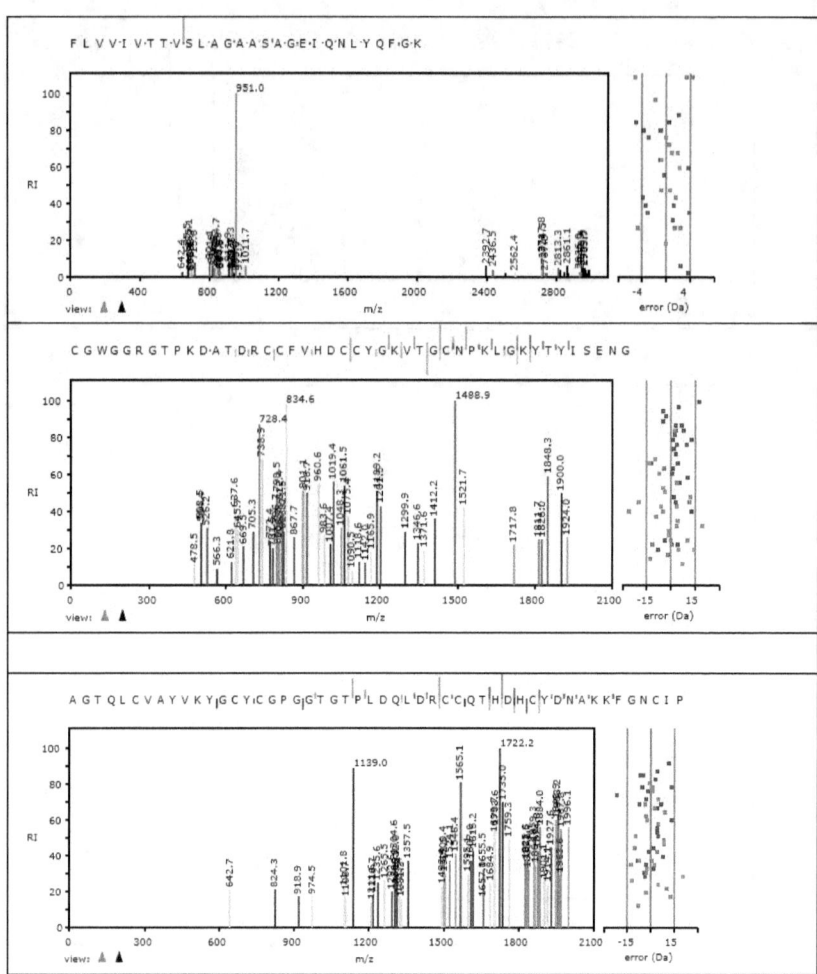

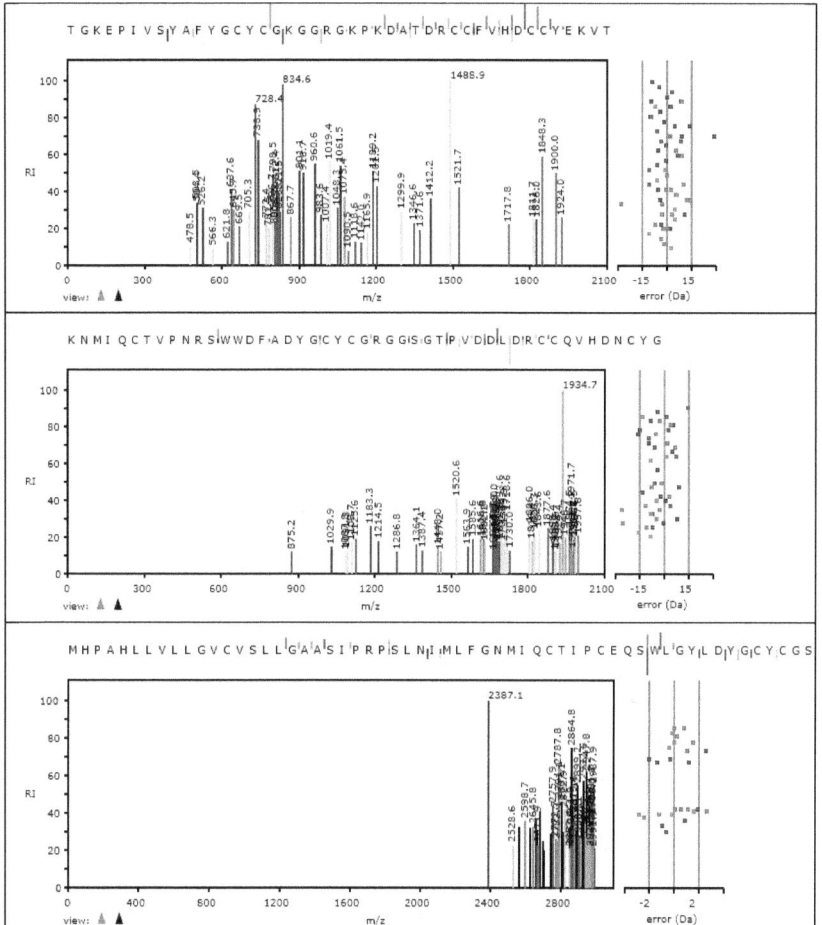

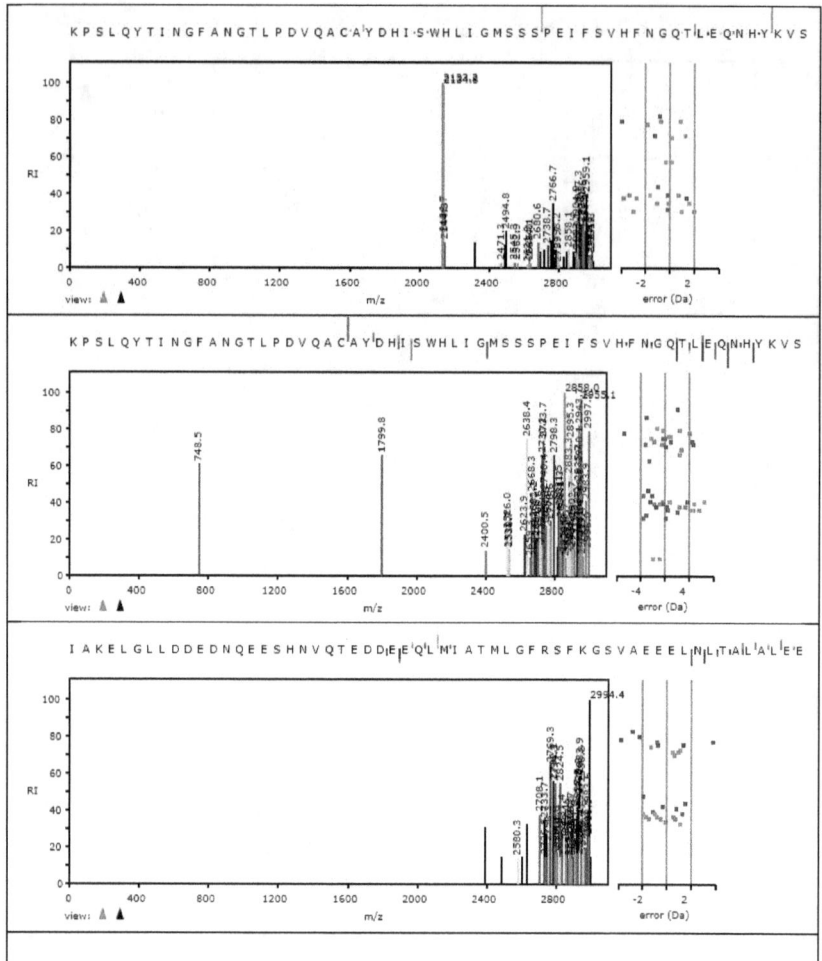

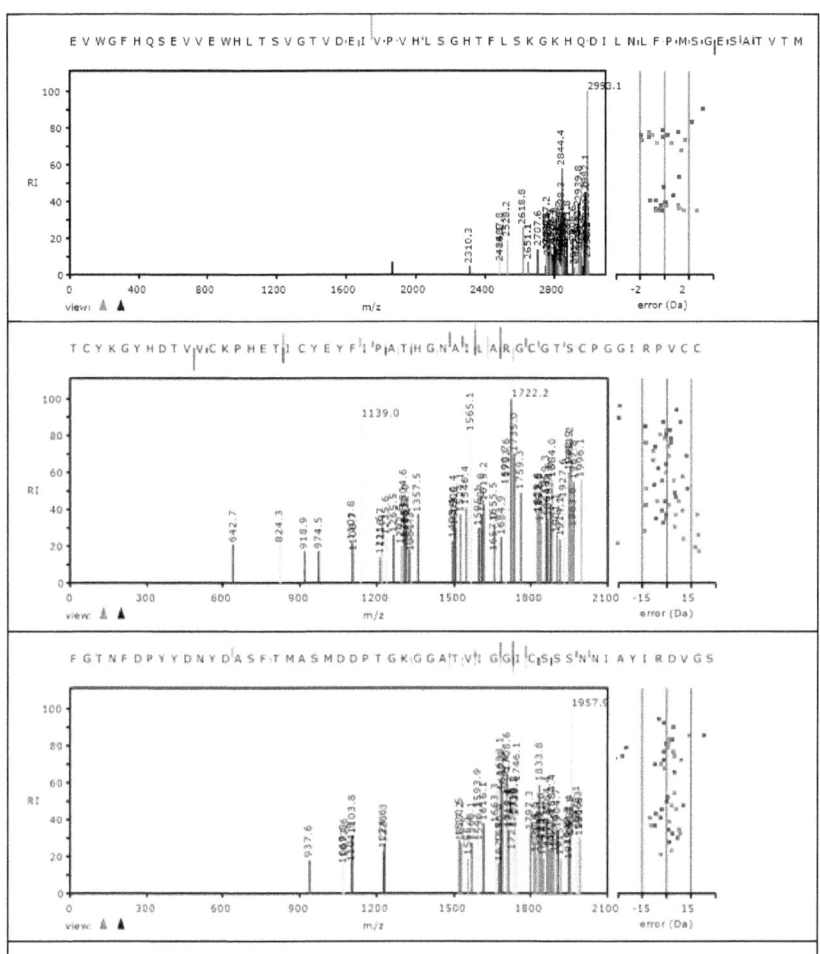

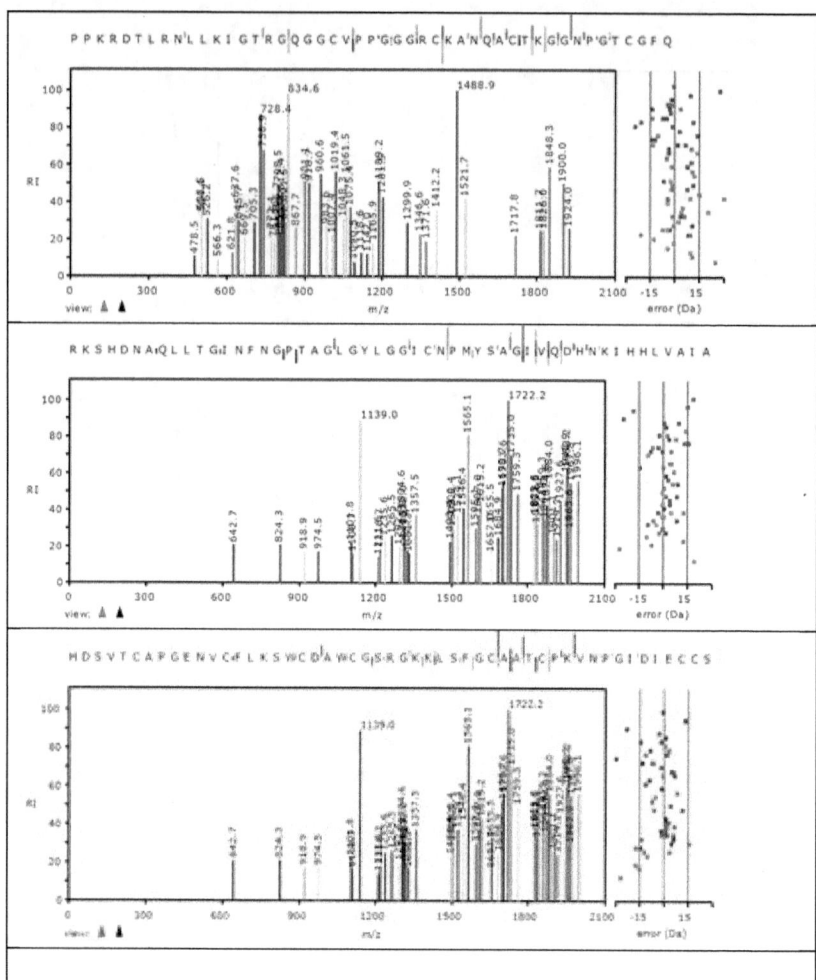

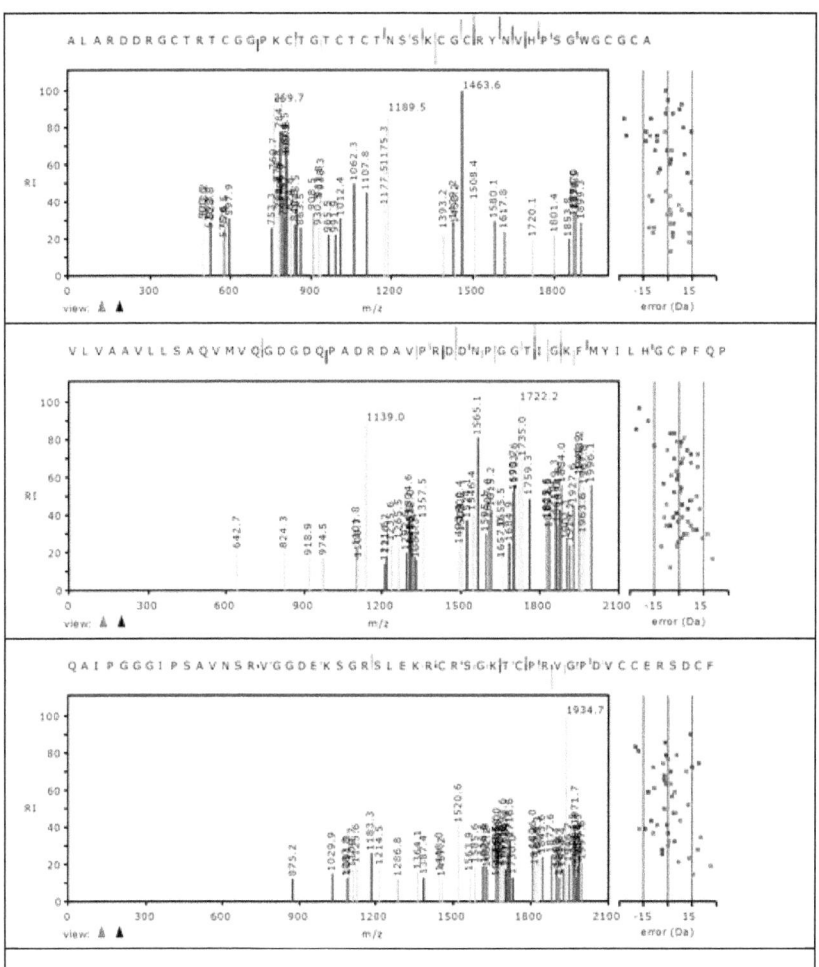

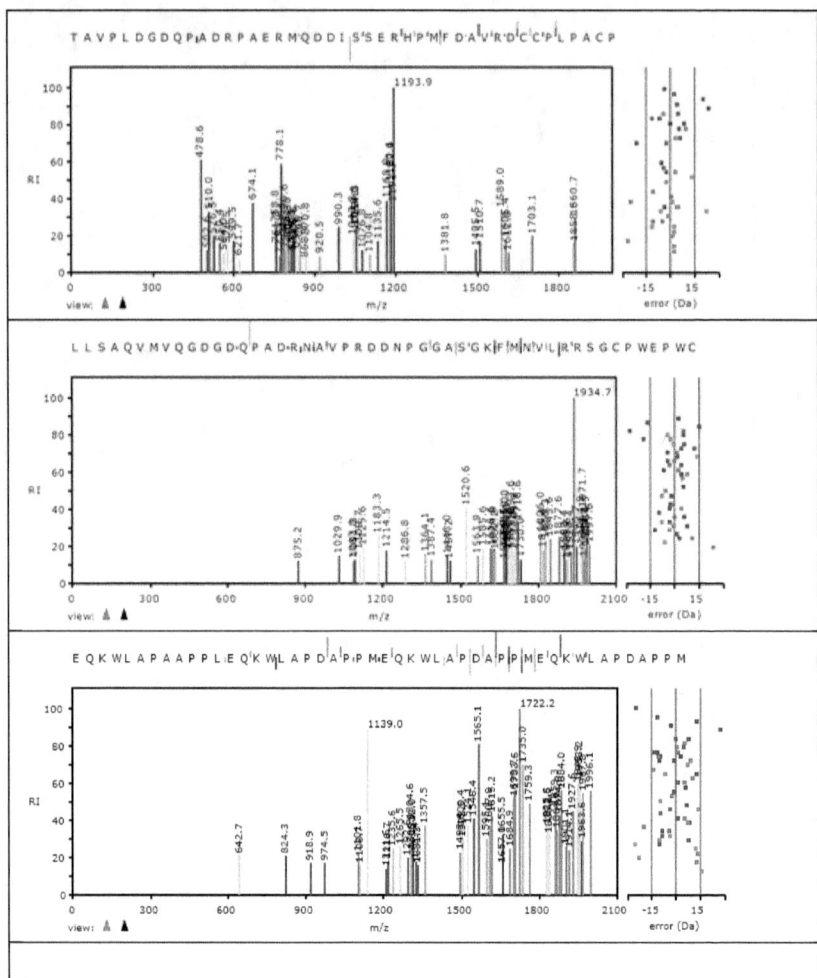

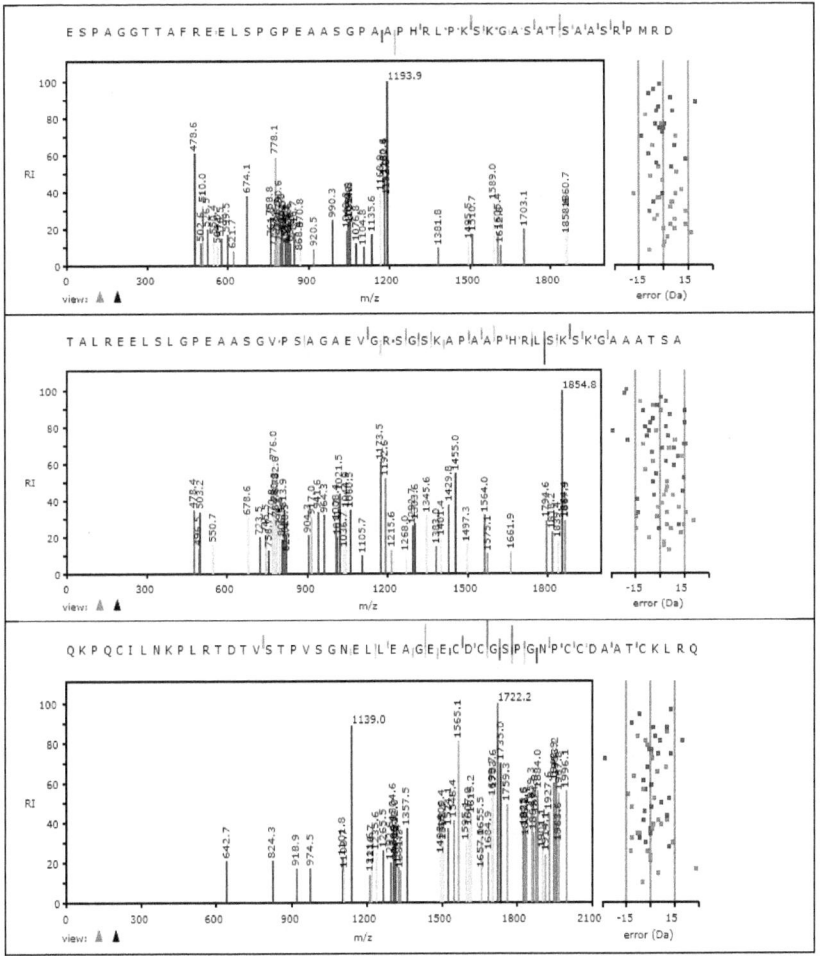

Dati supplementari 2

La proteina simile alla conotossina.

Nelle immagini che seguono è rappresentata, nel dettaglio, una tossina/proteina, la conotossina/like, trovata in un malato COVID-19.
La molecola è presente più volte nel plasma e ogni volta ha qualche variante amminoacidica.
Questo evento ha suggerito il coinvolgimento batterico nella sua genesi.

og(e)	log(I)	%/%	#	total	Mr	Accession
-24.7	6.49	89/100+	2	2	8.9	sp|P0C8U9|CA15_CONPL gpmDB	psyt	snap [1/0] protein peptide Alpha-**conotoxin**-like Pu1.5; Flags: Precursor;
-17.8	6.00	54/100+	2	2	8.7	sp|Q9BPC3|O267_CONVE gpmDB	psyt	snap [1/0] homo (1/1) protein peptide **Conotoxin** VnMEKL-012; Flags: Precursor;
-16.6	6.20	62/100+	2	2	6.5	sp|P58809|CTAX_CONMR gpmDB	psyt	snap [1/0] protein peptide Chi-**conotoxin** CMrX; **Conotoxin** CMrX; **Conotoxin** Mr1.6; Lambda-**conotoxin** CMrX; Flags: Precursor;
-11.1	5.82	22/49	1	1	8.5	sp|D6C4M3|CU96_CONCL gpmDB	psyt	snap [1/0] protein peptide **Conotoxin** Cl9.6; Flags: Precursor;
-9.1	5.57	39/76	1	1	7.9	sp|B3FIA5|CVFA_CONVR gpmDB	psyt	snap [1/0] protein peptide **Conotoxin** Vi15a; Vi15.1; Flags: Precursor;
-6.4	5.30	34/51	1	1	8.5	sp|Q3YEG4|O1641_CONMI gpmDB	psyt	snap [1/0] homo (1/1) protein peptide **Conotoxin** Mik41; Flags: Precursor;
-5.9	5.32	38/48	1	1	7.4	sp|P0C667|CT52_CONCB gpmDB	psyt	snap [1/0] protein peptide **Conotoxin** Ca5.2 [ECO:0000303|PubMed:17934431]; Flags: Precursor;
-5.2	6.37	78/100+	1	1	2.9	sp|P0C6S2|CLEA_CONCF gpmDB	psyt	snap [1/0] protein peptide Kappa-**conotoxin**-like as14a;
-4.9	5.61	28/40	1	1	8.3	sp|D2Y169|CU51C_CONCL gpmDB	psyt	snap [1/0] protein peptide **Conotoxin** Cal5a L3 [ECO:0000303|PubMed:21172372]; Contains: **Conotoxin** Cal5b L3 [ECO:0000303|PubMed:21172372]; Contains: **Conotoxin** Cal5.1 [ECO:0000303|PubMed:21172372]; Flags: Precursor;
-2.2	6.32	22/23	1	2	8.6	sp|D2Y488|VKT1A_CONCL gpmDB	psyt	snap [1/0] homo (3/3) protein peptide Kunitz-type serine protease inhibitor **conotoxin** Cal9.1a; Flags: Precursor;
-2.0	5.68	25/31	1	1	7.4	sp|A0A2I6EDL6|CM3B_CONRE gpmDB	psyt	snap [1/0] protein peptide **Conotoxin** reg3.8 [ECO:0000303|PubMed:29283511]; Rg3.8 [ECO:0000312|EMBL:AUB8066.1]; Flags: Precursor;
-1.9	5.43	28/49	1	1	6.9	sp|Q9BPS3|CTOC5_CONVE gpmDB	psyt	snap [1/0] protein peptide **Conotoxin** VnMLCL-O31; Flags: Precursor;

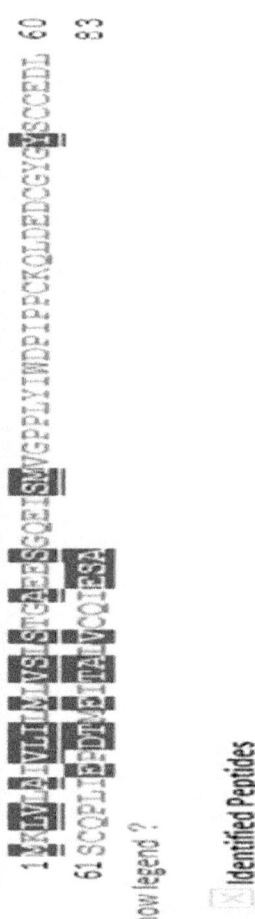

(validate)

1. KMVLATVLTIIVSLSTGAEESGQEISMVGPPLYIVWDPIPPCKQLDEDGCYGYSCCEDL 60
61. SCQPLTEDNETALVCQIESPA 83

show legend ?

[X] Identified Peptides

spectrum	log(e)	log(I)	m+h	delta	ζ	sequence		n
218.1	-6.9	5.28	8311.004	2.562	3/3	[¹ M]KLVLAIVLI LMLVSLSTGA EESGQEISMV GPPLYIWDPI PPCKQLDEDC GYGYSCCEDL SCQPLIEPDT MEITAL [76]vcqi	(0)
923.1	-7.3	5.21	8471.071	2.087	3/3	[¹]MKLVLAIVLI LMLVSLSTGA EESGQEISMV GPPLYIWDPI PPCKQLDEDC GYGYSCCEDL SCQPLIEPDT MEITALVC [74]qies	(0)
921.1	-7.7	5.30	8883.266	2.802	3/3	[¹ M]KLVLAIVLI LMLVSLSTGA EESGQEISMV GPPLYIWDPI PPCKQLDEDC GYGYSCCEDL SCQPLIEPDT MEITALVCQI E [83 sa]	(0)
974.1	-8.5	5.22	8495.088	-0.560	3/3	[mk³]LVLAIVLILM LVSLSTGAEE SGQEISMVGP PLYIWDPIPP CKQLDEDCGY GYSCCEDLSC QPLIEPDTME ITALVCQI [80 esa]	(0)
602.1	-5.6	5.29	8453.078	-1.762	3/3	[mk³]LVLAIVLILM LVSLSTGAEE SGQEISMVGP PLYIWDPIPP CKQLDEDCGY GYSCCEDLSC QPLIEPDTME ITALVCQI [80 esa]	(0)
1106.1	-11.9	5.43	8692.153	-1.260	3/3	[mk³]LVLAIVLILM LVSLSTGAEE SGQEISMVGP PLYIWDPIPP CKQLDEDCGY G[82]SCCEDLSC QPLIEPDTME ITALVCQIES A	(0)
1041.1	-8.5	5.28	8813.185	-0.167	3/3	[mk³]LVLAIV[82]LM LVSLSTGAEE SGQEISMVGP PLYIWDPIPP CKQLDEDCGY GYSCCEDLSC QPLIEPDTME ITALVCQIES A	(0)
1041.2	-8.5	5.28	8813.185	-0.167	3/3	[mk³]LVLAIVL[82]LM LVSLSTGAEE SGQEISMVGP PLYIWDPIPP CKQLDEDCGY GYSCCEDLSC QPLIEPDTME ITALVCQIES A	(0)
404.1	-8.4	5.30	8696.181	1.778	3/3	[mk³]LVLAIVLILM LVSLSTGAEE SGQEIS[82 M]VGP PLYIWDPIPP CKQLDEDCGY GYSCCEDLSC QPLIEPDTME ITALVCQIES A	(0)
296.1	-8.4	5.24	8754.205	1.790	3/3	[mk³]LVLAIVLILM LVSLSTGAEE SGQEISMVGP PLYIWDPIPP CKQLDEDCGY GYSCCEDLSC QPLIEP[82]TME ITALVCQIES A	(0)
296.2	-8.4	5.24	8754.169	1.827	3/3	[mk³]LVLAIVLILM LVSLSTGAEE SGQEISMVGP PLYIWDPIPP CKQLDEDCGY GYSCCEDLSC QPLIEP[82]TME ITALVCQIES A	(0)
296.3	-8.4	5.24	8754.169	1.827	3/3	[mk³]LVLAIVLILM LVSLSTGAEE SGQEISMVGP PLYIWDPIPP CKQLDEDCGY GYSCCEDLSC QPLIEPDTME [82 I]TALVCQIES A	(0)
296.4	-8.4	5.24	8754.205	1.790	3/3	[mk³]LVLAIVLILM LVSLSTGAEE SGQEISMVGP PLYIWDPIPP CKQLDEDCGY GYSCCEDLSC QPLIEPDTME ITALVCQ[82]ES A	(0)
296.5	-8.4	5.24	8754.205	1.790	3/3	[mk³]LVLAIVLILM LVSLSTGAEE SGQEISMVGP PLYIWDPIPP CKQLDEDCGY GYSCCEDLSC QPL[82]PDTME ITALVCQIES A	(0)
504.1	-8.0	5.26	8797.226	3.917	3/3	[mk³]LVLAIVLILM LVSLSTGAEE SGQEISMVGP PLYIWDPIPP CKQLDEDCGY GYSCCEDLSC QPL[82]PDTME ITALVCQIES A	(0)
504.2	-8.0	5.26	8797.226	3.917	3/3	[mk³]LVLAIVLILM LVSLSTGAEE SGQEISMVGP PLYIWDPIPP CKQLDEDCGY GYSCCEDLSC QPL[82]PDTME ITALVCQIES A	(0)

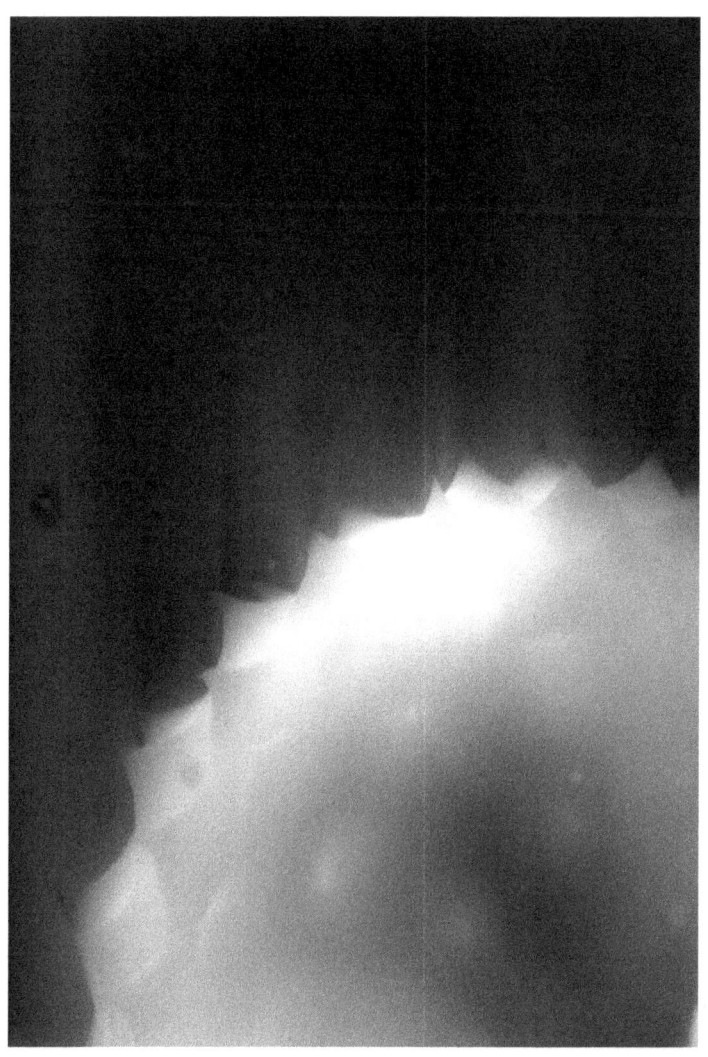

DR. C. BROGNA- CRANIOMED GROUP SRL. ALL RIGHTS RESERVED.
DR. C. BROGNA- CRANIOMED GROUP SRL. TUTTI I DIRITTI RISERVATI.
DEPOSITED ON PATAMU COD 144000

www.ingramcontent.com/pod-product-compliance
Lightning Source LLC
Chambersburg PA
CBHW070657220526
45466CB00001B/479